SPINALMIND

Valeri Schick

SPINALMIND

Das verborgene Archiv deiner Wirbelsäule

Segment für Segment durch deine innere Lichtsäule

Valeri Schick
Brückenweg 3, 32469 Petershagen
2., überarbeitete und korrigierte Auflage 2026

ISBN: 978-3-9828212-0-7

Kontakt: E-Mail: info@praxis-schick.net

Haftungsausschluss:

Die Inhalte dieses Buches dienen ausschließlich allgemeinen Informationszwecken. Sie stellen keine medizinische oder therapeutische Beratung dar. Obwohl der Autor und Herausgeber bemüht ist, die Informationen sorgfältig zu recherchieren und aktuell zu halten, kann keine Haftung oder Garantie für die Richtigkeit, Vollständigkeit oder Aktualität übernommen werden. Die Anwendung der Inhalte erfolgt in eigener Verantwortung der Lesenden. Für etwaige Konsequenzen übernimmt der Autor keine Haftung.

Wichtiger Hinweis:

Dieses Buch und alle darin enthaltenen Informationen sind kein Ersatz für eine fachliche und medi zinische Beratung durch Heilpraktiker, Arzt oder andere Fachleute. Bei gesundheitlichen Beschwerden oder Fragen wende dich bitte an qualifizierte Fachpersonen.

Für alle, die mich auf dem Weg

meiner Entwicklung begleitet haben.

Für meine Familie,

die mir Wurzeln gab.

Für meine Mentoren,

die mir Flügel verliehen.

Und für jeden Menschen,

der lernt, die Sprache seines Körpers zu verstehen.

Vorwort

Warum ich dieses Buch schreiben musste

Es war ein ganz gewöhnlicher Dienstagnachmittag in meiner Praxis, als eine Patientin vor mir saß und weinte. Nicht vor Schmerz, obwohl sie seit Jahren unter chronischen Rückenbeschwerden litt. Sie weinte, weil sie zum ersten Mal *verstanden* hatte, was ihr Körper ihr all die Jahre zu sagen versuchte.

Ihre Lendenwirbelsäule hatte gesprochen. Von Existenzängsten. Von der Last, die sie für andere trug. Von Entscheidungen, die sie nie getroffen hatte. Und während meine Hände ihr Gewebe behandelten, löste sich etwas in ihrer Seele. In diesem Moment wusste ich: Das muss ich teilen.

»Die Wirbelsäule ist kein mechanisches Problem. Sie ist ein lebendiges Archiv.«

Als Osteopath habe ich über Jahre hinweg Tausende von Rücken behandelt. Ich habe Blockaden gelöst, Gelenke mobilisiert, Faszien entspannt. Und immer wieder beobachtete ich dasselbe Phänomen: Manche Beschwerden kehrten zurück. Wieder und wieder. Trotz perfekter Technik. Trotz erfolgreicher Behandlung.

Die Schulmedizin bot mir Erklärungen: Fehlhaltung, Verschleiß, muskuläre Dysbalancen. Alles richtig. Aber nicht vollständig. Denn was ich in meiner täglichen Arbeit sah, ging tiefer. Die wiederkehrenden Beschwerden hatten *Botschaften*. Psychologische. Emotionale. Manchmal sogar spirituelle.

Erst als ich begann, alle Ebenen zu behandeln, Körper, Geist und Seele, erlebte ich Veränderung, die blieb. Bei meinen Patienten. Und bei mir selbst.

Der Wendepunkt

Alles begann mit einer scheinbar unmöglichen Frage: Wie kann ich meine Hände digitalisieren?

Es war während meiner NLP-Master-Ausbildung, als mir ein Gedanke kam, der alles veränderte. Was wäre, wenn ich mein gesamtes Wissen (Osteopathie, Chiropraktik, TCM, Hypnose, NLP, MindCoding und all die anderen Disziplinen, die ich über Jahre studiert hatte) zu einem einzigen, kohärenten System verbinden könnte?

Einem System, das nicht nur Symptome behandelt, sondern ihre *Sprache* versteht. Das die Botschaften liest, die in Wirbeln, Gelenken und Organen gespeichert sind. Das Menschen befähigt, ihr eigener Heiler zu werden, unabhängig davon, ob ein Therapeut vor ihnen sitzt oder nicht.

So entstand SpinalMind.

Was SpinalMind ist

SpinalMind ist keine neue Therapieform. Es ist eine *Übersetzungshilfe*. Eine Brücke zwischen dem, was dein Körper sagt, und dem, was dein Verstand versteht.

Dieses Buch wird dir zeigen, wie du die Signale deiner Wirbelsäule lesen kannst. Wie jedes Segment vom Atlas bis zum Steißbein ein eigenes Thema trägt. Wie Organe, Emotionen und Wirbel in einem feinen Netzwerk miteinander verbunden sind. Und wie du diese Verbindungen nutzen kannst, um dich selbst besser zu verstehen.

Du wirst lernen, einen Body-Scan durchzuführen, der dir zeigt, wo dein Körper deine Aufmerksamkeit braucht. Du wirst in der Segment-Matrix nachschlagen können, welche psychologischen oder karmischen Themen hinter einer Blockade stehen könnten. Und du wirst Werkzeuge erhalten, um diese Erkenntnisse in echte Transformation zu verwandeln.

Für wen ich dieses Buch geschrieben habe

Für Coaches, die ein tieferes Werkzeug für ihre Arbeit suchen. Die in Sekunden erkennen wollen, wo das eigentliche Thema sitzt: nicht im Kopf, sondern im Körper ihres Klienten.

Für Therapeuten, die wissen, dass hinter jeder Blockade eine Geschichte steckt. Die verstehen wollen, warum manche Beschwerden zurückkehren und wie man sie an der Wurzel löst.

Für Menschen wie dich, die spüren, dass ihr Körper mehr weiß, als der Verstand zugeben will. Die bereit sind, einen Weg zu gehen, der nicht nach außen führt, sondern nach innen. Durch ihre eigene Lichtsäule.

Was dich erwartet

Dieses Buch ist mehr als ein Sachbuch. Es ist ein Weg, den du gehst. Du wirst wissenschaftliche Grundlagen finden, fundiert und verständlich. Du wirst psychosomatische Zusammenhänge entdecken, die dich staunen lassen. Du wirst praktische Übungen erhalten, die du sofort anwenden kannst. Und du wirst deine eigene Wirbelsäule durchwandern, Segment für Segment, und dabei Schichten deiner selbst entdecken, die du vielleicht längst vergessen hattest.

Am Ende dieses Weges wirst du deinen Körper anders sehen. Nicht als Maschine, die funktionieren muss. Sondern als weisen Verbündeten, der dir den Weg zeigt, wenn du lernst, seine Sprache zu verstehen.

»Dein Körper lügt nie. Er wartet nur darauf, gehört zu werden.«

Wie du dieses Buch nutzt

Drei Wege durch die Lichtsäule

Dieses Buch ist kein Roman, den du von vorne bis hinten lesen musst. Es ist auch kein Nachschlagewerk, das nur im Regal verstaubt. Es ist beides und noch mehr. Je nachdem, wer du bist und was du suchst, gibt es verschiedene Wege, dich durch diese Seiten zu bewegen.

Pfad A: Der Entdecker

Für dich, wenn: Du SpinalMind zum ersten Mal entdeckst. Du neugierig bist. Du dich selbst besser verstehen willst.

Dein Weg: Lies das Buch von Anfang bis Ende. Lass dich führen. Teile I-II geben dir das Fundament, Teil III die Methode, ab Teil IV gehst du den Weg durch deinen Körper. Nimm dir Zeit. Mach die Übungen. Spüre nach. Dieses Buch ist keine Lektüre für den Verstand allein. Es ist eine Erfahrung für den ganzen Menschen.

Pfad B: Der Praktiker

Für dich, wenn: Du Coach oder Therapeut bist. Du ein Werkzeug für deine Arbeit suchst. Du schnell zur Anwendung kommen willst.

Dein Weg: Starte mit Teil III (Der SpinalMind-Scan), dort lernst du die Methode. Nutze dann die Segment-Matrix in Teil V als Nachschlagewerk für deine Sitzungen. Lies Teil IV (Der Weg durch den Körper), um ein tieferes Verständnis für einzelne Bereiche zu entwickeln. Teil VI (Der innere Heiler) gibt dir Interventionswerkzeuge.

Pfad C: Der Forscher

Für dich, wenn: Du wissenschaftliche Tiefe suchst. Du die Hintergründe verstehen willst. Du Querverbindungen liebst.

Dein Weg: Beginne mit Teil II (Die Philosophie der Lichtsäule), dort findest du die wissenschaftlichen und philosophischen Grundlagen. Vertiefe dich dann in die Anatomie der Themen in Teil V. Der Anhang mit Glossar, Segment-Matrix und Literaturverzeichnis wird dein ständiger Begleiter sein.

Die Symbole in diesem Buch

Um dir die Navigation zu erleichtern, findest du durchgehend folgende Markierungen:

◆ **Wissenschaft:** Hier sprechen Anatomie, Neurologie und Forschung

◇ **Bedeutung:** Psychosomatische und symbolische Zusammenhänge

● **Übung:** Praktische Anleitung zum Mitmachen

▲ **Achtung:** Wichtige Hinweise und Kontraindikationen

→ **Querverweis:** Verbindung zu anderen Kapiteln

Eine Einladung

Egal welchen Pfad du wählst, dieses Buch ist eine Einladung. Eine Einladung, deinen Körper nicht als Feind zu sehen, wenn er schmerzt. Sondern als Freund, der dir etwas mitteilen will. Als Archiv, das deine Geschichte bewahrt. Als Kompass, der dir den Weg zeigt.

Du kannst dieses Buch einmal lesen und zur Seite legen. Oder du kannst es zu deinem ständigen Begleiter machen, zu einem Werkzeug der Selbsterkenntnis, das du immer wieder zur Hand nimmst, wenn dein Körper zu dir spricht.

Die Entscheidung liegt bei dir. Dein Körper wartet schon.

TEIL I

Die Säule, die dich trägt

Grundlagen von Anatomie, Psyche und Energie

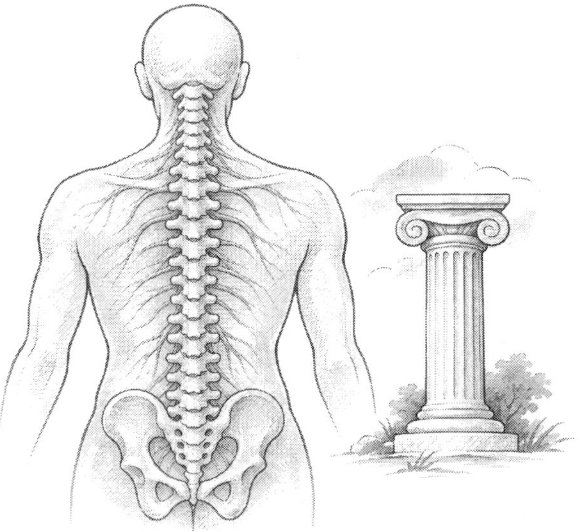

»Die Wirbelsäule ist nicht nur das Rückgrat des Körpers. Sie ist das Rückgrat deiner gesamten Existenz.«

Kapitel 1

Die Wirbelsäule als Portal

Stell dir vor, du stehst vor einem alten Gebäude. Von außen siehst du Mauern, Fenster, ein Dach. Doch wenn du eintrittst, offenbart sich eine ganz andere Welt: Gänge, Räume, verborgene Kammern, Treppen, die in die Tiefe führen. Was von außen wie eine einfache Struktur erscheint, ist von innen ein labyrinthisches Universum.

Genauso verhält es sich mit deiner Wirbelsäule.

Von außen betrachtet ist sie eine Knochenstruktur: 33 Wirbel, aufeinandergestapelt, durch Bandscheiben gepolstert, von Muskeln und Bändern gehalten. Ein mechanisches Wunderwerk, das dich aufrecht hält, dir Bewegung ermöglicht und dein empfindliches Rückenmark schützt.

Doch das ist nur die Fassade.

Wenn du lernst, die Wirbelsäule wirklich zu *sehen*, offenbart sie sich als etwas weitaus Tieferes: als Portal. Ein Zugang zu den verborgenen Schichten deines Seins. Ein Archiv, in dem deine Biografie gespeichert ist, nicht in Worten, sondern in Spannungen, Haltungen und Empfindungen.

Das dreifache System

Um die Wirbelsäule als Portal zu verstehen, braucht es den Blick auf drei Ebenen. Jede dieser Ebenen ist real, messbar und wirksam, und alle drei sind untrennbar miteinander verwoben.

◆ Die mechanische Ebene

Der erste Blick gilt dem, was die Anatomie lehrt. Deine Wirbelsäule besteht aus:

- **7 Halswirbel (C1–C7): die beweglichste** Region, Träger des Kopfes
- **12 Brustwirbel (Th1–Th12): verbunden** mit den Rippen, Schutz für Herz und Lunge
- **5 Lendenwirbel (L1–L5): die kräftigsten** Wirbel, Träger der Hauptlast
- **5 verschmolzene Sakralwirbel: das Kreuzbein**, Verbindung zum Becken
- **3–5 Steißbeinwirbel: der Abschluss, Rudiment der menschlichen Evolution**

Zwischen den Wirbeln liegen die Bandscheiben, gallertartige Puffer, die Stöße absorbieren und Bewegung ermöglichen. Bänder halten alles zusammen. Muskeln bewegen und stabilisieren. Ein perfekt aufeinander abgestimmtes System, das dir erlaubt zu gehen, zu laufen, zu tanzen, schwere Lasten zu tragen und gleichzeitig still zu sitzen und zu meditieren.

Doch hier beginnt bereits das Geheimnis: Die Wirbelsäule ist keine starre Säule. Sie ist eine *dynamische Spirale*. Ihre physiologischen Krümmungen, die Lordose im Hals- und Lendenbereich und die Kyphose im Brustbereich, sind keine Fehler. Sie sind kluge Lösungen, die Stabilität und Flexibilität gleichzeitig ermöglichen.

◆ Die neurologische Ebene

Im Inneren dieser Knochensäule verläuft etwas Kostbares: dein Rückenmark. Ein daumendickes Bündel aus Nervenfasern, das dein Gehirn mit deinem gesamten Körper verbindet. Milliarden von Signalen rasen hier auf und ab, in jedem Moment deines Lebens.

Aus jedem Wirbelsegment treten Spinalnerven aus, insgesamt 31 Paare. Diese Nerven versorgen:

- Jeden Muskel, den du bewusst anspannen kannst
- Jeden Hautbereich, in dem du Berührung spürst
- Jedes innere Organ: Herz, Lunge, Magen, Darm, Leber, Nieren

Hier liegt der erste Grundsatz von SpinalMind: **Jedes Wirbelsegment hat eine neurologische Adresse.** Es versorgt einen spezifischen Körperbereich. Wenn ein Segment unter Spannung steht, beeinflusst das nicht nur die lokale Muskulatur. Es wirkt auf die gesamte Zone, die von diesem Segment innerviert wird.

Denke an einen eingeklemmten Nerv in der Halswirbelsäule, der Schmerzen bis in die Fingerspitzen sendet. Oder an eine Blockade in der Brustwirbelsäule, die Herzrhythmusstörungen auslösen kann. Die Wirbelsäule ist nicht isoliert. Sie ist das zentrale Verteilungssystem deines gesamten Körpers.

◇ Die biografische Ebene

Und nun zu der Ebene, die in den meisten Anatomiebüchern fehlt, obwohl sie vielleicht die wichtigste ist.

Deine Wirbelsäule speichert deine Geschichte.

Nicht metaphorisch. Nicht symbolisch. Ganz konkret und messbar. Jede Erfahrung, die du jemals gemacht hast, besonders die überwältigenden und die unverarbeiteten, hinterlässt Spuren in deinem Gewebe. Muskeln, die sich in Momenten der Angst anspannten und nie wieder vollständig losgelassen haben. Faszien, die sich um alte Verletzungen herum verdichtet haben. Haltungsmuster, die aus emotionalen Strategien entstanden sind.

»Der Körper erinnert, was der Geist vergessen hat.«

Ein Kind, das lernt, seinen Zorn zu unterdrücken, spannt den Kiefer an und zieht die Schultern hoch. Jahrzehnte später leidet der Erwachsene unter chronischen Nackenverspannungen, ohne zu wissen, dass sein Körper noch immer den Zorn eines Fünfjährigen festhält.

Eine Frau, die früh lernte, für andere stark zu sein, entwickelt ein Hohlkreuz, als trüge sie eine unsichtbare Last. Ein Mann, der nie weinen durfte, hat einen starren Brustkorb, als hätte er sein Herz eingepanzert.

Die Wirbelsäule lügt nie. Sie ist das ehrlichste Archiv, das du besitzt.

Die Säule als Archiv

Stell dir deine Wirbelsäule als vertikales Archiv vor. Jeder Wirbel ist ein Ordner, in dem bestimmte Themen abgelegt sind. Nicht zufällig, sondern nach einer inneren Logik, die sich durch alle Kulturen und Heiltraditionen zieht.

Oben, im Bereich von Schädel und Halswirbelsäule, liegen die Themen des Geistes: Wahrnehmung, Denken, Kommunikation, Identität.

In der Mitte, in Brustwirbelsäule und oberem Lendenbereich, liegen die Themen des Herzens und der Beziehung: Liebe, Selbstwert, Geben und Nehmen, Macht und Ohnmacht.

Unten, in Lendenwirbelsäule, Kreuzbein und Steißbein, wurzeln die existenziellen Themen: Sicherheit, Überleben, Zugehörigkeit, Sexualität, Kreativität.

Diese vertikale Ordnung ist kein Zufall. Sie spiegelt die embryonale Entwicklung des Menschen und die evolutionäre Geschichte der Menschheit wider. Und sie findet sich in erstaunlich ähnlicher Form in den Chakra-Systemen des Ostens, in der traditionellen chinesischen Medizin und in modernen psychosomatischen Modellen.

SpinalMind nutzt diese universelle Ordnung als Landkarte. Wenn du lernst, sie zu lesen, hältst du eine Karte in der Hand, die dir viele Türen zeigt.

Die Bedeutung des aufrechten Gangs

Es gibt einen Grund, warum der Mensch aufrecht geht. Und dieser Grund geht weit über die biomechanischen Vorteile hinaus.

Vor etwa sechs Millionen Jahren begannen die Vorfahren des Menschen, sich von den Bäumen zu erheben und auf zwei Beinen zu gehen. Diese Veränderung stellte alles um. Sie machte die Hände frei für Werkzeuge. Sie ermöglichte größere Gehirne. Sie veränderte die gesamte Beziehung des Menschen zur Welt.

Doch es gibt noch eine tiefere Dimension.

Der aufrechte Gang bedeutet: Du hast eine vertikale Achse. Du bist zwischen Himmel und Erde ausgerichtet. Deine Füße berühren die Erde, dein Scheitel strebt nach oben. Du bist eine lebendige Verbindung zwischen dem Irdischen und dem Transzendenten.

Diese Vertikalität ist nicht nur physisch. Sie ist auch psychisch und spirituell. Die Sprache kennt das: »aufrecht durchs Leben zu gehen«. Von »Rückgrat haben«. Davon, »zu seiner Größe zu stehen«. Diese Metaphern sind keine Zufälle. Sie verweisen auf eine tiefe Wahrheit.

»Wie du stehst, so stehst du im Leben.«

Schau dich um. Beobachte die Menschen auf der Straße. Du wirst sehen: Die Haltung verrät alles. Der gesenkte Kopf des Resignierten. Die vorgeschobenen Schultern des Ängstlichen. Die überstreckte Brust des Kompensierenden. Der feste Stand des Selbstsicheren.

Und hier liegt die gute Nachricht: Es funktioniert in beide Richtungen. So wie die Psyche die Haltung formt, formt die Haltung auch die Psyche.

Wenn du lernst, deine Wirbelsäule zu verstehen und zu befreien, veränderst du nicht nur deinen Körper, du veränderst dein gesamtes Sein.

● Übung: Die erste Begegnung

> Nimm dir jetzt einen Moment Zeit. Schließe die Augen, wenn du möchtest.
>
> Spüre deine Wirbelsäule. Nicht mit den Händen, sondern von innen. Beginne ganz oben, dort wo dein Schädel auf dem obersten Halswirbel ruht. Wandere langsam nach unten. Durch den Nacken. Zwischen die Schulterblätter. Durch den mittleren Rücken. In die Lendenregion. Bis zum Kreuzbein. Bis zum Steißbein.
>
> Frage dich: Wo spüre ich etwas? Wo ist es warm, wo kalt? Wo weich, wo hart? Wo frei, wo blockiert? Du musst nichts verändern. Nur wahrnehmen.
>
> So beginnt deine erste Begegnung mit deiner inneren Lichtsäule. Viele weitere werden folgen.

→ **Querverweis:** Im nächsten Kapitel warten die »Lichtleitungen«: das Nervensystem, das durch diese Knochensäule fließt und jeden Winkel deines Körpers erreicht.

Kapitel 2

Die Lichtleitungen

Allein dein Gehirn besteht aus rund 86 Milliarden Neuronen. Jedes davon kann bis zu 10.000 Verbindungen zu anderen Neuronen haben. Die Signale rasen mit Geschwindigkeiten von bis zu 400 Kilometern pro Stunde durch deinen Körper, schneller als ein Formel-1-Wagen.

Und all diese Signale fließen durch einen zentralen Kanal: dein Rückenmark.

Wenn die Wirbelsäule das Portal ist, dann ist das Nervensystem die Energie, die durch dieses Portal fließt. Die alten Traditionen nannten es *Prana* oder *Chi*. Die Neurowissenschaft nennt es bioelektrische Impulse. Egal welchen Namen du verwendest, die Realität bleibt dieselbe: Du bist ein leuchtendes Netzwerk aus Energie und Information.

Das Rückenmark: Die Autobahn des Lebens

Dein Rückenmark ist etwa 45 Zentimeter lang und wiegt nur 30 Gramm. Es beginnt am Hirnstamm und endet auf Höhe des ersten oder zweiten Lendenwirbels. Von dort aus fließt ein Bündel von Nervenfasern weiter, die Cauda equina, der »Pferdeschwanz«, bis hinunter zum Kreuzbein.

Dieses unscheinbare Gewebe ist deine direkte Verbindung zur Welt. Alles, was du fühlst, fließt hier hinauf zum Gehirn. Jeder Gedanke, der zu einer Bewegung wird, fließt hier hinab zu den Muskeln. Ohne Rückenmark gibt es keine Wahrnehmung, keine Bewegung, kein bewusstes Erleben des Körpers.

Doch das Rückenmark ist mehr als eine passive Leitung. Es ist ein eigenständiges Verarbeitungszentrum. Viele Reflexe, etwa das Zurückziehen der Hand von einer heißen Herdplatte, werden direkt im Rückenmark verarbeitet, ohne dass das Gehirn überhaupt eingeschaltet wird. Das Rückenmark »denkt« auf seine eigene, ursprüngliche Weise.

Die Spinalnerven: 31 Paar Türen zur Welt

Aus jedem Segment deiner Wirbelsäule treten zwei Spinalnerven aus, einer nach links, einer nach rechts. Insgesamt 31 Paare, die deinen gesamten Körper versorgen:

- **8 Halsnerven (C1–C8):** versorgen Kopf, Hals, Schultern, Arme und Hände
- **12 Brustnerven (Th1–Th12):** versorgen Brustkorb, Oberbauch und innere Organe
- **5 Lendennerven (L1–L5):** versorgen Unterbauch, Hüfte und vordere Beine
- **5 Sakralnerven (S1–S5):** versorgen Gesäß, Beckenboden und hintere Beine
- **1 Steißbeinnerv (Co1):** versorgt den Steißbeinbereich

Jeder dieser Nerven hat eine *motorische* Komponente (er steuert Muskeln) und eine *sensorische* Komponente (er meldet Empfindungen zurück). Für SpinalMind ist die sensorische Seite entscheidend: Die Bereiche, die ein Nerv versorgt, nennt man *Dermatome*. Diese Hautareale sind wie Landkarten, die verraten, welches Wirbelsegment beteiligt ist.

Wenn du zum Beispiel ein Kribbeln auf der Außenseite deines Unterarms spürst, weiß ein kundiger Therapeut sofort: Das Segment C6 ist involviert. Wenn dein kleiner Finger taub wird, deutet das auf C8 hin. Der Körper spricht in einem präzisen Code, und die Dermatome entschlüsseln ihn.

Viszerale Reflexe: Wenn Organe zurückschreiben

Doch die Spinalnerven versorgen nicht nur Haut und Muskeln. Sie sind auch mit deinen inneren Organen verbunden, über das sogenannte *vegetative Nervensystem*. Hier beginnt eine der erstaunlichsten Geschichten der Psychosomatik.

Jedes Organ hat eine »Adresse« in der Wirbelsäule:

- **Herz:** Th1–Th4
- **Lunge:** Th2–Th4
- **Magen:** Th5–Th9
- **Leber & Gallenblase:** Th6–Th9
- **Dünndarm:** Th9–Th11
- **Nieren:** Th10–L1
- **Blase:** S2–S4

Diese Verbindungen sind keine Einbahnstraßen. Wenn ein Organ leidet, sendet es Signale an »sein« Wirbelsegment, und dieses Segment kann mit Verspannungen, Schmerzen oder Veränderungen der Hautempfindlichkeit reagieren. Umgekehrt kann eine Blockade im Segment die Funktion des zugehörigen Organs beeinträchtigen.

Dieses Phänomen kennt jeder, der schon einmal Gallenschmerzen hatte und sie »in der rechten Schulter« spürte. Oder Herzschmerzen, die in den linken Arm ausstrahlten. Der Körper verwebt innere und äußere Signale, und die Wirbelsäule ist der Ort, an dem diese Verwebung geschieht.

»Jede Blockade in der Wirbelsäule ist auch eine Blockade im Organ. Jede Befreiung des Segments befreit auch das Organ.«

Sympathikus und Parasympathikus: Die zwei Gesichter des Lebens

Dein vegetatives Nervensystem hat zwei Hauptzweige, die in einem ständigen Tanz miteinander stehen:

Der Sympathikus ist dein Gaspedal. Er aktiviert sich bei Stress, Gefahr und Aufregung. Er beschleunigt den Herzschlag, erweitert die Pupillen, erhöht die Muskelspannung, leitet Blut von den Eingeweiden zu den Muskeln. Er bereitet dich auf Kampf oder Flucht vor.

Die sympathischen Nervenfasern entspringen der Brustwirbelsäule und dem oberen Lendenbereich (Th1–L2). Wenn dieser Bereich chronisch verspannt ist, kann der Sympathikus überaktiv werden, mit allen Folgen: Unruhe, Schlafstörungen, Verdauungsprobleme, Herzrasen.

Der Parasympathikus ist dein Bremspedal und dein Regenerationssystem. Er aktiviert sich in Ruhe, Sicherheit und Entspannung. Er verlangsamt den Herzschlag, fördert die Verdauung, unterstützt Heilungsprozesse. Er ermöglicht das Zurückkommen zu dir selbst.

Die parasympathischen Fasern entspringen dem Hirnstamm (Vagusnerv) und dem Kreuzbein (S2–S4). Der Vagusnerv, der »umherschweifende Nerv«, ist der längste Hirnnerv und verbindet dein Gehirn direkt mit Herz, Lunge und Bauchorganen. Über ihn läuft deine Selbstregulation.

In einer idealen Welt wechseln Sympathikus und Parasympathikus harmonisch ab: Aktivität und Ruhe, Anspannung und Entspannung, Tun und Sein. Doch im modernen Alltag ist dieses Gleichgewicht oft gestört. Viele Menschen leben in einem Zustand chronischer sympathischer Aktivierung, immer »an«, immer wachsam, immer bereit. Die Folgen: Erschöpfung, Burnout, psychosomatische Erkrankungen.

SpinalMind bietet einen direkten Weg, dieses Gleichgewicht wiederherzustellen: die bewusste Arbeit mit den Wirbelsegmenten, die das vegetative Nervensystem regulieren.

Faszien: Das vergessene Organ

Neben dem Nervensystem gibt es noch ein weiteres Netzwerk, das deinen gesamten Körper durchzieht und lange Zeit von der Wissenschaft übersehen wurde: die Faszien.

Faszien sind Bindegewebe. Sie umhüllen jeden Muskel, jedes Organ, jeden Knochen, jeden Nerv. Sie bilden ein durchgehendes Netzwerk vom Scheitel bis zur Sohle, vom tiefsten Inneren bis zur äußeren Haut. Man könnte sie sich wie einen Ganzkörperanzug vorstellen, der unter der Haut liegt, nur dass dieser Anzug nicht aufhört, sondern sich auch durch das Innere des Körpers zieht.

Lange dachte man, Faszien seien nur passives Hüllmaterial. Heute ist klar: Sie sind ein eigenständiges Sinnesorgan. Faszien enthalten Millionen von Rezeptoren, mehr als Muskeln und Gelenke zusammen. Sie spüren Druck, Dehnung, Temperatur, und sie reagieren auf Emotionen.

»Faszien sind das Organ der Innenschau. Sie spüren, was du fühlst, bevor du es weißt.«

Wenn du dich erschreckst, ziehen sich deine Faszien zusammen, in Bruchteilen einer Sekunde. Wenn du Trauer fühlst, verändert sich ihre Spannung. Wenn du Freude erlebst, werden sie weich und geschmeidig. Faszien sind das Gewebe der Emotion, und sie haben ein langes Gedächtnis.

Chronischer Stress führt zu chronischer Faszienspannung. Diese Spannung kann sich über Jahre aufbauen und zu dem führen, was Therapeuten »Faszienverdickungen« oder »Verklebungen« nennen. Diese Bereiche sind oft schmerzhaft, bewegungseingeschränkt und emotional geladen.

Wenn du im SpinalMind-Scan durch deinen Körper wanderst, nimmst du auch deine Faszien wahr. Die Stellen, die sich »eng«, »hart« oder »blockiert« anfühlen, sind oft fasziale Verdichtungen, und sie tragen Geschichten, die gehört werden wollen.

● Übung: Den Vagus aktivieren

Der Vagusnerv ist dein stärkstes Werkzeug zur Selbstregulation. Hier eine einfache Übung, um ihn zu aktivieren:

1. Setze dich bequem hin. Lege eine Hand auf dein Herz, eine auf deinen Bauch.

2. Atme langsam ein und zähle bis 4.

3. Atme noch langsamer aus und zähle bis 6 oder 8.

4. Wiederhole dies für 2–3 Minuten.

Das verlängerte Ausatmen aktiviert den Parasympathikus und beruhigt dein gesamtes System. Du kannst diese Übung jederzeit anwenden: in Stresssituationen, vor dem Einschlafen, oder als Vorbereitung für den SpinalMind-Scan.

→ **Querverweis:** Im nächsten Kapitel wartet die »innere Körperlandkarte«: die symbolische Bedeutung von oben und unten, rechts und links, vorne und hinten.

Kapitel 3

Die innere Körperlandkarte

Stell dir vor, du betrachtest eine Landkarte. Im Norden liegen die hohen Berge, im Süden das Meer. Im Osten geht die Sonne auf, im Westen geht sie unter. Jede Himmelsrichtung hat ihre eigene Qualität, ihre eigene Bedeutung, ihre eigene Energie.

Dein Körper ist auch eine Landschaft, mit eigenen Himmelsrichtungen. Und diese räumliche Orientierung ist nicht willkürlich. Sie folgt einer tiefen Logik, die in der Sprache, in Träumen und in der Intuition verankert ist.

Die innere Körperlandkarte ist ein Koordinatensystem. Es hilft dir, die Botschaften deines Körpers noch präziser zu entschlüsseln.

Oben und Unten: Geist und Wurzel

Die vertikale Achse ist die grundlegendste Orientierung des menschlichen Körpers. Du stehst aufrecht, und diese Vertikalität spiegelt sich in deinem gesamten Erleben wider.

Oben, bei Kopf, Nacken und oberer Wirbelsäule, ist der Bereich des Geistes. Hier sitzt das Denken, die Wahrnehmung, die Sprache, die Identität. Wenn du »den Kopf in den Wolken« hast, bist du in Ideen und Visionen verloren. Wenn du »einen klaren Kopf« hast, siehst du deutlich. Der obere Körper repräsentiert das Bewusste, das Rationale, das Transzendente.

Unten, bei Becken, Beinen und Füßen, ist der Bereich der Wurzeln. Hier sitzen die Urinstinkte, die Sexualität, das Überleben, die Verbindung zur Erde. Wenn du »beide Füße auf dem Boden« hast, bist du stabil und geerdet. Wenn du »den Boden unter den Füßen verlierst«, verlierst du deine Sicherheit. Der untere Körper repräsentiert das Unbewusste, das Instinktive, das Materielle.

Die Mitte mit Brustkorb, Bauch und Solarplexus verbindet beide Pole. Hier sitzt das Herz, das Gefühl, die emotionale Intelligenz. Die Mitte ist der Ort der Integration, an dem Geist und Körper, Oben und Unten zusammenkommen.

»Wo sitzt dein Schwerpunkt? Lebst du mehr im Kopf oder mehr im Bauch? Oder hast du deine Mitte gefunden?«

◇ **Bedeutungsebenen: Oben, Mitte, Unten**

- **Kopf & HWS:** Kontrolle, Klarheit, Übersicht, Identität, spirituelle Verbindung
- **Brust & BWS:** Gefühle, Beziehungen, Selbstwert, Geben und Empfangen
- **Bauch & LWS:** Verdauung (auch emotional), Macht, Willenskraft
- **Becken & Sakrum:** Kreativität, Sexualität, Schaffenskraft, Lebensenergie
- **Beine & Füße:** Erdung, Stabilität, Vorwärtskommen, Lebensweg

Rechts und Links: Tun und Empfangen

Die horizontale Achse teilt deinen Körper in zwei Hälften, die unterschiedlicher nicht sein könnten, obwohl sie äußerlich fast symmetrisch erscheinen.

Die rechte Seite wird in vielen Traditionen mit dem Maskulinen assoziiert, nicht im Sinne von »männlich«, sondern im Sinne einer Qualität. Die rechte Seite repräsentiert: Aktivität, Logik, Analyse, Struktur, Kontrolle, Tun, Geben, die äußere Welt, die Zukunft, den Vater.

Die linke Seite wird mit dem *Femininen* assoziiert. Sie repräsentiert: Rezeptivität, Intuition, Kreativität, Fließen, Hingabe, Empfangen, Sein, die innere Welt, die Vergangenheit, die Mutter.

Diese Zuordnung findet sich in erstaunlich ähnlicher Form in der chinesischen Yin-Yang-Lehre, in der indischen Tantra-Tradition, in der jungianischen Psychologie und in vielen indigenen Heilsystemen. Sie ist kein kulturelles Konstrukt. Sie scheint eine universelle menschliche Erfahrung zu sein.

In der Praxis bedeutet das: Wenn du wiederkehrende Beschwerden auf der rechten Seite hast, könnten Themen wie Überaktivität, Kontrolle, Leistungsdruck oder Vaterbeziehung eine Rolle spielen. Beschwerden auf der linken Seite könnten auf Themen wie Zurückhaltung, Unterdrückte Kreativität, Schwierigkeiten beim Empfangen oder Mutterbeziehung hinweisen.

Wichtig: Es sind Tendenzen und Einladungen zur Reflexion, keine diagnostischen Gewissheiten. Jeder Mensch bringt seine eigene Geschichte mit, und sie kann diese Muster überschreiben oder variieren.

◇ **Bedeutungsebenen: Rechts und Links**

- **Rechte Seite:** Aktivität, Logik, Struktur, Kontrolle, Geben, äußere Welt, Zukunft, Vater/männliche Figuren
- **Linke Seite:** Rezeptivität, Intuition, Fließen, Hingabe, Empfangen, innere Welt, Vergangenheit, Mutter/weibliche Figuren

Vorne und Hinten: Das Sichtbare und das Verborgene

Die dritte Achse ist vielleicht die subtilste, aber psychologisch höchst bedeutsam.

Die Vorderseite deines Körpers ist das, was du der Welt zeigst. Hier sind dein Gesicht, deine Augen, deine offene Brust. Die Vorderseite repräsentiert: Präsentation, Soziales Selbst, Beziehung zur Welt, das Bewusste, das Offensichtliche, die Zukunft (wohin du gehst).

Die Rückseite ist das, was du nicht siehst. Hier liegen die Wirbelsäule, die Schulterblätter, das Gesäß. Die Rückseite repräsentiert: das Verborgene, das Unbewusste, das Verdrängte, die Vergangenheit (was hinter dir liegt), das, was du nicht wahrhaben willst, aber auch: Rückhalt und Unterstützung.

Menschen mit chronischen Rückenproblemen tragen oft »ungesehene Lasten«: Verantwortung, die niemand sieht; Schmerz, über den niemand spricht; Themen, die verdrängt wurden. Die Rückseite des Körpers ist der Speicher für all das, was du nicht anschauen willst oder kannst.

»Was du nicht siehst, trägst du auf dem Rücken.«

◇ **Bedeutungsebenen: Vorne und Hinten**

- **Vorderseite:** Soziales Selbst, Beziehung, Ausdruck, Offenheit, Bewusstes, Zukunft
- **Rückseite:** Unbewusstes, Verdrängtes, unsichtbare Lasten, Vergangenheit, Rückhalt

Das Zusammenspiel: Präzise Verortung

Wenn du diese drei Achsen kombinierst, erhältst du ein dreidimensionales Koordinatensystem, das dir erlaubt, Körpersignale sehr präzise zu verorten.

Beispiel 1: Schmerzen im *rechten oberen Rücken* (zwischen Schulterblatt und Wirbelsäule)

- Rechts = Aktivität, Leistung, äußere Welt, Vater
- Oben = Geist, Kontrolle, Übersicht
- Hinten = Unbewusstes, Verdrängtes, unsichtbare Last

Mögliche Fragen: Trägst du eine unsichtbare Last in Bezug auf Leistung oder Arbeit? Gibt es verdrängten Druck, den du nicht zeigst? Hat das etwas mit deinem Vater oder männlichen Autoritätsfiguren zu tun?

Beispiel 2: Schmerzen im *linken unteren Bauch*

- Links = Rezeptivität, Intuition, Empfangen, Mutter
- Unten = Wurzeln, Sexualität, Kreativität, Instinkte
- Vorne = Beziehung, Ausdruck, Bewusstes

Mögliche Fragen: Gibt es Schwierigkeiten, kreative oder sexuelle Energie auszudrücken? Wird Intuition unterdrückt? Bestehen ungelöste Themen mit der Mutter oder weiblichen Figuren?

Die Kunst der intuitiven Zuordnung

Diese Landkarte ist kein starres Diagnosewerkzeug. Sie ist ein Kompass, eine Orientierungshilfe, die dich einlädt, tiefer zu spüren und offene Fragen zu stellen.

Die wahre Bedeutung eines Körpersignals kennt nur der Körper selbst. Deine Aufgabe ist es, zuzuhören, mit Neugier statt mit vorschnellen Interpretationen. Die Landkarte gibt dir Hinweise, wo du nachfragen könntest. Aber die Antwort kommt immer von innen.

Im SpinalMind-Scan wirst du lernen, diese drei Achsen intuitiv zu nutzen. Du wirst durch deinen Körper wandern und bei jedem Signal, das du findest, automatisch fragen: Wo genau ist es? Oben oder unten? Rechts oder links? Vorne oder hinten? Diese Verortung allein öffnet oft schon Türen zu tieferem Verstehen.

● Übung: Die Körperlandkarte erkunden

Nimm dir einen Moment Zeit für diese kurze Erkundung:

1. Schließe die Augen und spüre in deinen Körper. Wo zieht etwas deine Aufmerksamkeit an? Vielleicht eine Verspannung, ein Druck, ein Ziehen?

2. Verorten: Ist es oben, in der Mitte oder unten? Ist es rechts, links oder zentral? Ist es vorne, hinten oder beides?

3. Frage dich sanft: Wenn diese Stelle eine Botschaft hätte, was könnte sie sein? Du brauchst keine Antwort. Lass die Frage einfach da sein.

4. Atme in diesen Bereich. Danke ihm für seine Botschaft, auch wenn du sie noch nicht verstehst.

Damit steht das Fundament von Teil I: die Wirbelsäule als dreifaches System, das Nervensystem als Lichtleitung, und die räumliche Landkarte zur Orientierung.

Teil II führt dich tiefer: in die Philosophie hinter SpinalMind, in die Wissenschaft des verkörperten Geistes, in die emotionalen und energetischen Schichten deines Seins.

»Die Landkarte ist gezeichnet. Jetzt beginnt der Weg nach innen.«

TEIL II

Die Philosophie der Lichtsäule

Psychosomatik, Energie und Embodiment

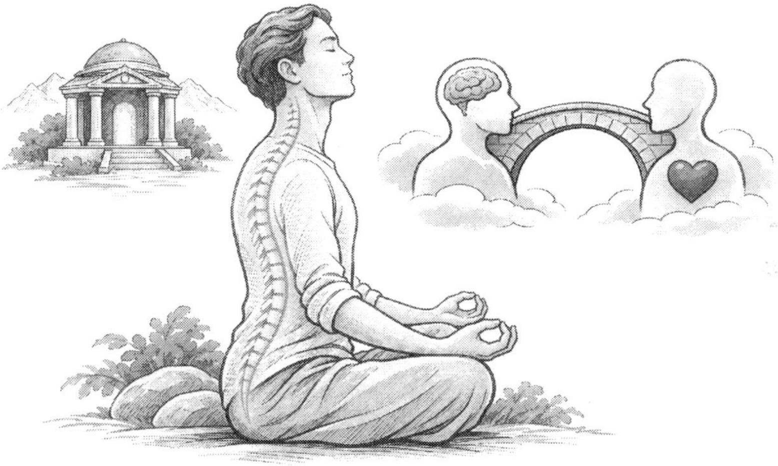

»Der Körper ist der Handschuh der Seele. Ihre Sprache ist das Symptom.«

Kapitel 4

Der Körper als Speicher

Es gibt Erinnerungen, die du nicht denkst. Du fühlst sie. Nicht im Kopf, sondern im Bauch. Nicht als Bild, sondern als Enge. Nicht als Wort, sondern als Zittern.

Eine bestimmte Melodie, und plötzlich wird dein Hals eng. Ein Geruch, und Tränen steigen auf, ohne dass du weißt warum. Eine Berührung, und dein Körper erstarrt, obwohl du längst in Sicherheit bist.

Das sind keine Einbildungen. Das sind Körpererinnerungen, und sie sind vielleicht die ehrlichste Form des Gedächtnisses, die du besitzt.

Das somatische Gedächtnis

Lange Zeit glaubte die Wissenschaft, Erinnerungen seien ausschließlich im Gehirn gespeichert. Heute ist klar: Das Gedächtnis ist verteilt. Es sitzt nicht nur zwischen deinen Ohren. Es durchzieht deinen gesamten Körper.

Der Begriff *somatisches Gedächtnis* (von griechisch *soma* = Körper) beschreibt die Fähigkeit des Körpers, Erfahrungen zu speichern, unabhängig vom bewussten Erinnern. Diese Speicherung geschieht auf mehreren Ebenen:

- **Muskulär:** Muskeln, die sich in Stresssituationen anspannten, können chronisch verspannt bleiben, als wäre die Bedrohung nie vorübergegangen.
- **Faszial:** Bindegewebe verdichtet sich um Verletzungen und emotionale Wunden herum, physisch wie psychisch.
- **Neuronal:** Das Nervensystem lernt Muster, auch solche, die einst überlebensnotwendig waren, heute aber hinderlich sind.

- **Postural:** Die Körperhaltung formt sich nach emotionalen Strategien: der eingezogene Kopf des Beschämten, die vorgeschobene Brust des Verteidigenden.

Der Körpertherapeut und Traumaforscher Peter Levine beschreibt es so: Wenn ein Tier einer Bedrohung entkommen ist, schüttelt es sich, buchstäblich. Es zittert die Anspannung heraus. Dann ist der Kreislauf abgeschlossen. Menschen hingegen unterdrücken oft diese angeborene Entladung. Die Energie bleibt im Körper stecken, eingefroren in Muskeln, Faszien und Nervenbahnen.

»Das Trauma sitzt nicht in dem Ereignis. Es sitzt in dem, was im Körper gefangen blieb.«

Verkörperte Emotionen

Emotionen sind keine abstrakten Zustände. Sie sind Körperereignisse. Jede Emotion hat eine körperliche Signatur, ein charakteristisches Muster von Empfindungen, Spannungen und Bewegungsimpulsen.

Angst zieht nach oben und innen. Der Atem wird flach, die Schultern steigen, der Bauch zieht sich zusammen. Die Energie konzentriert sich im Kopf, bereit zur Flucht oder zum Erstarren.

Wut drängt nach außen. Die Kiefer pressen zusammen, die Fäuste ballen sich, der Brustkorb weitet sich. Die Energie will sich entladen: in Bewegung, in Stimme, in Aktion.

Trauer sinkt nach unten. Der Brustkorb fällt ein, die Schultern runden sich nach vorne, der Kopf senkt sich. Die Energie zieht sich zurück in die Tiefe, in die Stille.

Freude expandiert in alle Richtungen. Der Brustkorb öffnet sich, die Arme wollen sich ausbreiten, der Atem wird tief und frei. Die Energie strahlt aus, leuchtend und verbindend.

Scham macht klein. Der Körper will verschwinden: Kopf gesenkt, Schultern hochgezogen, Becken eingeklemmt. Die Energie kollabiert nach innen.

Diese Körpermuster sind universell, Forscher finden sie in allen Kulturen. Sie gehören zur evolutionären Ausstattung des Menschen, tief verdrahtet im Nervensystem. Und sie hinterlassen Spuren.

Wenn eine Emotion nicht vollständig durchlebt und ausgedrückt werden kann, bleibt ihr Körpermuster bestehen: als chronische Spannung, als Haltungsveränderung, als Empfindungsblockade. Der Körper wird zum Archiv der ungelebten Gefühle.

Die Wirbelsäule als biografischer Speicher

Hier liegt der Kern von SpinalMind: Die Wirbelsäule ist nicht irgendein Speicher. Sie ist der zentrale Speicher. Der Ort, an dem alle Stränge zusammenlaufen.

Warum gerade die Wirbelsäule? Aus mehreren Gründen:

- **Neurologische Zentralität:** Alle Nervenimpulse zwischen Gehirn und Körper fließen durch das Rückenmark. Die Wirbelsäule ist die Hauptleitung.
- **Fasziale Vernetzung:** Die tiefe Rückenmuskulatur und ihre Faszien sind mit nahezu jedem Teil des Körpers verbunden.
- **Haltungsrelevanz:** Jede Emotion, die sich in der Haltung ausdrückt, manifestiert sich in der Wirbelsäule. Sie ist das Zentrum jeder Haltungsveränderung.
- **Organverbindung:** Über das vegetative Nervensystem ist jedes Segment mit inneren Organen verbunden, und Organe speichern ebenfalls Emotionen.

In meiner Arbeit als Osteopath habe ich es tausendfach erlebt: Wenn ich einen blockierten Wirbel behandle, kommen oft Erinnerungen hoch. Manchmal Bilder, manchmal Gefühle, manchmal nur ein diffuses Wissen: *Das hat mit damals zu tun.*

Die Wirbelsäule speichert nicht nur Verspannungen. Sie speichert Lebensgeschichte. Und wenn du lernst, diese Geschichte zu lesen, öffnen sich Türen zur Heilung, die mit rein mechanischer Behandlung verschlossen bleiben.

● Übung: Körpererinnerung erkunden

Wähle eine Emotion, die in deinem Leben prägend war, vielleicht Trauer, Angst oder Wut. Schließe die Augen.

1. Erinnere dich an eine konkrete Situation, in der du diese Emotion stark gefühlt hast. Nicht analysieren, nur erinnern.

2. Spüre, wie dein Körper *jetzt* reagiert. Wo ziehst du dich zusammen? Wo wird es eng, warm, kalt, kribbelig?

3. Finde den Ort in deiner Wirbelsäule, der am stärksten reagiert. Oben? Mitte? Unten?

4. Atme in diesen Bereich. Erkenne an: Hier ist etwas gespeichert. Du musst nichts verändern, nur anerkennen.

→ **Querverweis:** In Kapitel 30 (Der innere Heiler) wirst du lernen, wie du mit diesen gespeicherten Emotionen arbeiten kannst.

Kapitel 5

Neuropsychologie & Embodiment

Jahrhundertelang galt in der westlichen Philosophie: Der Geist ist das Edle, der Körper das Niedere. Descartes trennte Geist und Materie in zwei völlig verschiedene Substanzen. Der Körper wurde zur Maschine, der Geist zum Gespenst, das in dieser Maschine haust.

Die moderne Neurowissenschaft erzählt eine andere Geschichte. Eine Geschichte, in der Körper und Geist nicht getrennt sind, sondern ein einziges, verwobenes System bilden. Diese neue Sichtweise heißt Embodiment, Verkörperung. Und sie verändert alles.

Somatische Marker: Der Körper denkt mit

Der Neurowissenschaftler Antonio Damasio stellte in den 1990er Jahren eine These auf, die die Hirnforschung umgekrempelt hat: Rationale Entscheidungen sind ohne Körper unmöglich.

Damasio untersuchte Patienten mit Schäden im präfrontalen Kortex, jenem Gehirnbereich, der Körperempfindungen mit Entscheidungsprozessen verbindet. Diese Patienten waren intelligent, konnten logisch argumentieren, hatten keine Gedächtnisprobleme. Und dennoch: Sie trafen katastrophale Entscheidungen in ihrem Leben. Immer wieder.

Warum? Weil ihnen etwas fehlte, das Damasio *somatische Marker nannte: Körpersignale, die dir sagen,* ob etwas »sich richtig anfühlt« oder nicht.

Du kennst diese Marker: Das flaue Gefühl im Magen, wenn du eine schlechte Entscheidung triffst. Die Wärme in der Brust, wenn etwas stimmt. Das Kribbeln der Aufregung vor einer Chance. Das Zusammenziehen bei Gefahr.

Diese Körpersignale sind keine Störungen der Vernunft. Sie sind ein wesentlicher Teil von ihr. Sie integrieren Millionen von Erfahrungen in ein einziges, unmittelbares Gefühl. Sie sagen dir in Sekundenbruchteilen, was dein Verstand Stunden bräuchte, um zu analysieren.

»Der Körper ist das Unterbewusstsein. Er weiß, was du noch nicht weißt.«

Embodied Cognition: Denken ist körperlich

Die Forschungsrichtung der *Embodied Cognition* geht noch weiter. Sie zeigt: Nicht nur Entscheidungen, sondern das Denken selbst ist körperlich.

Einige erstaunliche Befunde:

- Menschen, die einen warmen Becher halten, bewerten andere als »wärmer« und sympathischer.
- Wer gezwungen wird zu lächeln (etwa durch einen Stift im Mund), findet Cartoons lustiger.
- Aufrechtes Sitzen verbessert die Selbsteinschätzung und das Selbstvertrauen.
- Nicken während des Zuhörens erhöht die Zustimmung zu dem Gehörten.
- Körperliche Reinigung (Händewaschen) verringert Schuldgefühle.

Diese Befunde sind keine Kuriositäten. Sie zeigen ein fundamentales Prinzip: Der Körper ist nicht das Gefäß des Geistes. Der Körper *ist* der Geist, oder zumindest ein untrennbarer Teil davon.

Für SpinalMind bedeutet das: Wenn du deine Wirbelsäule veränderst, veränderst du dein Denken. Wenn du deine Haltung befreist, befreist du deinen Geist. Körperarbeit *ist* Geistesarbeit.

Körperintelligenz vs. Kopfintelligenz

Du lebst in einer Kultur, die Kopfintelligenz vergöttert und Körperintelligenz ignoriert oder gar verachtet. Analytisches Denken trainierst du jahrzehntelang in Schule und Universität. Die Weisheit des Körpers? Die lernst du nirgendwo.

Dabei ist Körperintelligenz die ältere, die ursprünglichere Form des Wissens. Lange bevor es Sprache gab, navigierten die Vorfahren des Menschen mit ihren Körpern durch die Welt. Sie spürten Gefahr, bevor sie sie sahen. Sie fühlten den richtigen Weg, ohne ihn zu kennen. Sie wussten Dinge, ohne sie in Worte fassen zu können.

Diese Körperintelligenz ist nicht verschwunden. Sie ist nur verschüttet unter Schichten von Ablenkung, Anspannung und Abgetrenntsein. Und sie wartet darauf, wiederentdeckt zu werden.

◇ Die zwei Intelligenzen im Vergleich

- **Kopfintelligenz:** Analysiert, kategorisiert, plant, urteilt. Arbeitet sequenziell und logisch. Braucht Zeit. Kann irren, rationalisieren, sich täuschen.

- **Körperintelligenz:** Spürt, integriert, reagiert, weiß. Arbeitet ganzheitlich und unmittelbar. Ist schnell. Kann nicht lügen, aber sie kann blockiert oder überhört werden.

Wahre Weisheit entsteht, wenn beide Intelligenzen zusammenarbeiten. Wenn der Kopf den Körper befragt und ihm zuhört. Wenn der Körper vom Kopf verstanden und integriert wird. SpinalMind ist ein Werkzeug, um diese Brücke zu bauen.

● Übung: Den Körper befragen

Denke an eine Entscheidung, die du gerade trägst und bei der du unsicher bist.

1. Stelle dir Option A vor. Nicht denken, spüren. Wie reagiert dein Körper? Wird er weit oder eng? Leicht oder schwer? Warm oder kalt?

2. Schüttle dich kurz aus. Dann stelle dir Option B vor. Gleiche Fragen.

3. Vergleiche. Welche Option fühlt sich »richtiger« an? Nicht im Kopf, im Körper.

Das ist keine Garantie für die »richtige« Entscheidung, aber eine wertvolle Information, die dein Verstand allein nicht liefern kann.

Kapitel 6

Faszien, Energie & Biotensegrität

Stell dir ein Spinnennetz vor. Wenn du an einer Ecke ziehst, bewegt sich das gesamte Netz. Jeder Faden ist mit jedem anderen verbunden. Eine Störung an einem Punkt pflanzt sich durch das ganze System fort.

Dein Körper ist so ein Netz. Und die Fäden dieses Netzes heißen *Faszien*.

Faszialketten: Linien der Verbindung

Der Anatom Thomas Myers hat in seinem bahnbrechenden Werk »Anatomy Trains« gezeigt, dass Faszien keine isolierten Hüllen sind, sondern zusammenhängende *Ketten* bilden, die den gesamten Körper durchziehen.

Die wichtigsten Faszialketten:

- **Die oberflächliche Rückenlinie:** Verläuft von den Zehen, über die Fersen, die Waden, die Rückseite der Oberschenkel, die Rückenstrecker bis zum Schädel. Verbindet Fuß und Stirn in einer Linie.
- **Die oberflächliche Frontlinie:** Verläuft von den Zehen über die Schienbeine, Oberschenkelvorderseite, Bauch, Brust bis zum Kopf. Verbindet Fuß und Kiefer.
- **Die Laterallinie:** Verläuft seitlich von den Füßen über die Außenseite der Beine, die Hüfte, die Rippen bis zum Ohr. Balanciert rechts und links.
- **Die Spirallinie:** Wickelt sich spiralförmig um den Körper, von Fuß zu Schulter, kreuzweise. Ermöglicht Rotation.

- **Die tiefe Frontlinie:** Verbindet den Fußinnenrand mit dem Beckenboden, dem Zwerchfell, dem Herzen und der Zunge. Die tiefste, innerste Linie: der »Kern«.

Was bedeutet das für SpinalMind? Es erklärt, warum ein Problem in der Fußsohle Kopfschmerzen verursachen kann. Warum eine Kieferverspannung Rückenschmerzen auslöst. Warum eine Behandlung des Bauchs den Nacken befreien kann.

Der Körper ist keine Ansammlung von Teilen. Er ist ein Kontinuum. Und die Wirbelsäule sitzt im Zentrum dieses Kontinuums, wo alle großen Faszienlinien zusammenlaufen.

Biotensegrität: Schweben in Spannung

Es gibt ein Strukturprinzip, das erklärt, wie dein Körper funktioniert, und es widerspricht allem, was du in der Schule gelernt hast.

Das klassische Modell sagt: Die Knochen tragen das Gewicht. Wie ein Gebäude, wo Ziegel auf Ziegel liegen. Die Wirbelsäule wäre demnach ein Stapel von Steinen, der unter Druck steht.

Das Biotensegritäts-Modell sagt etwas anderes: Die Knochen *schweben* in einem Netz aus Spannung. Sie werden nicht aufeinander gedrückt, sondern auseinander gezogen und durch ein Gleichgewicht von Zug und Druck in Position gehalten.

Stell dir ein Tensegrity-Modell vor, jene verblüffenden Strukturen, in denen starre Stäbe durch elastische Seile verbunden sind und »magisch« in der Luft zu schweben scheinen. Dein Körper funktioniert genauso: Die Knochen sind die Stäbe, die Faszien, Sehnen und Muskeln sind die Seile.

»Du stehst nicht auf deinen Knochen. Du schwebst in deinem Gewebe.«

Dieses Prinzip erklärt, warum lokale Behandlung oft nicht reicht. Wenn das Spannungsnetz an einer Stelle verdichtet ist, pflanzt sich das durch den ganzen Körper fort. Eine Blockade in der LWS kann die Schulter beeinflussen. Ein Narbenzug im Bauch kann Kopfschmerzen verursachen.

SpinalMind arbeitet immer mit dem Ganzen, auch wenn du segmentweise scannst. Denn jedes Segment ist Teil des großen Netzes.

Faszien als emotionales Organ

Die vielleicht erstaunlichste Entdeckung der letzten Jahrzehnte: Faszien sind nicht nur mechanisches Gewebe. Sie sind ein Sinnesorgan. Und mehr noch: Sie sind ein *emotionales* Organ.

Faszien enthalten mehr Rezeptoren als Muskeln und Gelenke zusammen. Sie spüren:

- Druck und Dehnung (Mechanorezeptoren)
- Temperatur (Thermorezeptoren)
- Schmerz (Nozizeptoren)
- Die eigene Körperposition (Propriozeptoren)
- Innere Zustände (Interozeptoren)

Besonders die Interozeptoren verdienen Aufmerksamkeit. Sie melden dem Gehirn den Zustand der inneren Organe und des Gewebes, und sie sind eng mit dem emotionalen Gehirn verbunden. Wenn du ein »Bauchgefühl« hast, spürst du deine Faszien.

Noch wichtiger: Faszien reagieren auf Emotionen. Bei Stress ziehen sie sich messbar zusammen. Bei Entspannung lassen sie los. Bei chronischem Stress verdichten sie sich dauerhaft. Sie werden Teil des somatischen Gedächtnisses.

Wenn im SpinalMind-Scan eine Stelle »eng«, »hart« oder »blockiert« erscheint, spürst du oft fasziale Verdichtungen und mit ihnen die Emotionen, die dort gespeichert sind.

● Übung: Die Faszie spüren

Lege deine Hände auf deinen unteren Rücken, rechts und links der Wirbelsäule.

1. Spüre das Gewebe unter deinen Händen. Ist es weich? Hart? Warm? Kühl? Gleichmäßig oder ungleichmäßig?

2. Atme tief ein und beobachte, wie sich das Gewebe bewegt. Dehnt es sich? Bleibt es starr?

3. Denke kurz an etwas Stressiges. Beobachte, was im Gewebe passiert.

4. Denke an etwas Schönes, Entspannendes. Wieder beobachten.

Du hast gerade die emotionale Reaktivität deiner Faszien erfahren. Sie sind keine toten Hüllen. Sie sind lebendiges, fühlendes Gewebe.

Kapitel 7

Archetypen der Wirbelsäulenregionen

Jede Region deiner Wirbelsäule hat einen Charakter. Eine Persönlichkeit. Eine Rolle, die sie im großen Drama deines Lebens spielt. Diese Charaktere nenne ich Archetypen: universelle Muster, die sich in jeder menschlichen Wirbelsäule wiederfinden.

Wenn du diese Archetypen kennst, hast du eine Landkarte der Seele in der Hand, abgebildet in der Struktur des Körpers.

Der Seher (C0–C3)

Region: Schädelbasis, Atlas, Axis, obere Halswirbel

Der Seher thront ganz oben, dort, wo der Schädel auf der Wirbelsäule ruht. Hier liegt das Tor zum Bewusstsein, der Ort, an dem Körper und Geist sich berühren.

Themen: Wahrnehmung, Klarheit, Übersicht, Identität, Verbindung zum Höheren, Kontrolle vs. Hingabe

Im Gleichgewicht: Klares Denken, weiter Blick, spirituelle Verbundenheit, Ruhe im Geist

In Dysbalance: Kopfschmerzen, Schwindel, Grübeln, Überkontrolle, Abgetrenntsein von Intuition und Körper

Die Frage des Sehers: »Sehe ich klar? Bin ich mit meiner höheren Wahrheit verbunden?«

Der Kommunikator (C4–C7)

Region: Mittlere und untere Halswirbelsäule, Kehlbereich

Der Kommunikator ist die Stimme der Seele. Hier sitzt die Fähigkeit, innere Wahrheit nach außen zu bringen: durch Sprache, Ausdruck, Kreativität.

Themen: Ausdruck, Wahrheit, Stimme, Verantwortung übernehmen, Ja und Nein sagen

Im Gleichgewicht: Authentischer Ausdruck, klare Kommunikation, gesunde Grenzen

In Dysbalance: Nackenverspannungen, Schilddrüsenprobleme, Halsschmerzen, Schluckbeschwerden, nicht sagen können was man fühlt

Die Frage des Kommunikators: »Spreche ich meine Wahrheit? Was will ausgedrückt werden?«

Der Liebende (Th1–Th4)

Region: Obere Brustwirbelsäule, Herzraum

Der Liebende wohnt im Herzraum, dort, wo du Liebe gibst und empfängst, wo du dich verbindest und öffnest. Hier liegt das Zentrum der Beziehung zu anderen und zu dir selbst.

Themen: Liebe, Beziehung, Selbstwert, Geben und Nehmen, Öffnung und Schutz

Im Gleichgewicht: Offenes Herz, tiefe Beziehungen, gesunder Selbstwert, Balance von Geben und Empfangen

In Dysbalance: Schmerzen zwischen den Schulterblättern, Atemprobleme, Herzrasen, Beziehungsmuster, sich nicht geliebt fühlen

Die Frage des Liebenden: »Kann ich lieben und geliebt werden? Was schützt mein Herz zu sehr, oder zu wenig?«

Der Transformator (Th5–Th9)

Region: Mittlere Brustwirbelsäule, Solarplexus

Der Transformator ist das Feuer der Mitte. Hier werden Erlebnisse verdaut, nicht nur Nahrung, sondern auch Erfahrungen, Emotionen, Eindrücke. Hier ist der Ort der persönlichen Macht.

Themen: Macht, Wille, Selbstbehauptung, Verdauung (körperlich und emotional), Transformation

Im Gleichgewicht: Gesunde Selbstbehauptung, klarer Wille, gute Verdauung, Fähigkeit Erlebtes zu verarbeiten

In Dysbalance: Magenprobleme, Leberbelastung, Machtlosigkeit oder Kontrollzwang, unverarbeitete Erlebnisse

Die Frage des Transformators: »Was muss ich verdauen? Wo gebe ich meine Macht ab, oder missbrauche ich sie?«

Der Krieger (Th10–L1)

Region: Untere Brustwirbelsäule, thorakolumbaler Übergang, Nierenregion

Der Krieger ist der Hüter der Lebenskraft. Hier sitzen die Nebennieren, Produzenten von Adrenalin und Cortisol, den Hormonen von Kampf und Flucht. Hier ist der Ort der Existenzsicherung.

Themen: Sicherheit, Überleben, Existenzängste, Kampf-oder-Flucht, Durchhaltevermögen

Im Gleichgewicht: Grundsicherheit, Resilienz, angemessene Stressreaktion, Vertrauen ins Leben

In Dysbalance: Rückenschmerzen, Nebennierenerschöpfung, chronischer Stress, Existenzangst, Erschöpfung

Die Frage des Kriegers: »Fühle ich mich sicher in der Welt? Wofür kämpfe ich, und ist dieser Kampf noch nötig?«

Der Schöpfer (L2–L5)

Region: Lendenwirbelsäule bis zum lumbosakralen Übergang

Der Schöpfer ist die Quelle der Lebensenergie. Hier sitzt die Kreativität in ihrer ursprünglichsten Form: die Kraft, Neues in die Welt zu bringen, ob als Idee, als Projekt oder als neues Leben.

Themen: Kreativität, Sexualität, Schaffenskraft, Vorwärtsbewegung im Leben, Lust und Freude

Im Gleichgewicht: Kreative Fülle, gesunde Sexualität, Lebensfreude, Bewegung vorwärts

In Dysbalance: Kreuzschmerzen, ISG-Blockaden, kreative Blockaden, sexuelle Dysfunktion, Gefühl des Feststeckens

Die Frage des Schöpfers: »Was will durch mich in die Welt kommen? Erlaube ich mir Lust und Lebensfreude?«

Der Verwurzelte (Sakrum & Steißbein)

Region: Kreuzbein, Steißbein, Beckenboden

Der Verwurzelte steht auf dem Fundament von allem. Hier bist du mit der Erde verbunden, mit deiner Herkunft und mit dem kollektiven Erbe der Menschheit. Hier ist der Ort des Urvertrauens.

Themen: Urvertrauen, Zugehörigkeit, Erdung, Stamm und Familie, Überleben, Materie

Im Gleichgewicht: Tiefes Urvertrauen, Gefühl von Zugehörigkeit, Erdung, Sicherheit im Körper

In Dysbalance: Beckenbodenprobleme, Steißbeinschmerzen, Wurzellosigkeit, existenzielle Unsicherheit, Traumata aus früher Kindheit

Die Frage des Verwurzelten: »Gehöre ich hierher? Ist die Erde ein sicherer Ort für mich?«

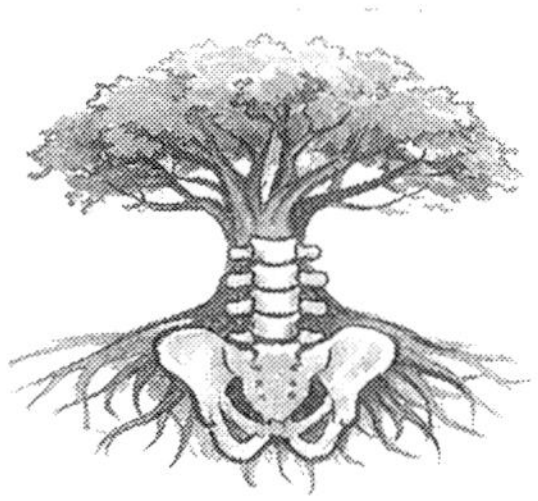

● Übung: Deinen Archetypen begegnen

Lies die sieben Archetypen noch einmal langsam durch. Bei welchem spürst du die stärkste Resonanz? Welche Frage berührt dich am meisten?

Lege deine Hand auf die entsprechende Region. Atme dorthin. Frage innerlich: »Was möchtest du mir sagen?«

Dieser Archetyp könnte ein Kernthema für dich sein, ein Bereich, der besondere Aufmerksamkeit verdient.

Kapitel 8

Organ, Emotion, Segment

In der traditionellen chinesischen Medizin ist es selbstverständlich: Jedes Organ hat eine Emotion. Die Leber trägt den Zorn. Das Herz beherbergt die Freude. Die Nieren speichern die Angst. Die Lunge hält die Trauer. Die Milz kennt das Grübeln.

Die westliche Medizin hat diese Verbindungen lange ignoriert. Doch die moderne Psychoneuroimmunologie bestätigt, was alte Kulturen immer wussten: Organe und Emotionen sind untrennbar verwoben.

SpinalMind fügt ein drittes Element hinzu: das *Wirbelsegment*. Denn jedes Organ hat eine neurologische Adresse in der Wirbelsäule, und dort, wo Organ und Emotion sich treffen, entsteht ein Knotenpunkt von besonderer Bedeutung.

Neuroviszerale Ketten: Die verborgenen Verbindungen

Eine *neuroviszerale Kette* ist eine funktionelle Einheit aus Wirbelsegment, zugehörigem Organ und assoziierter Emotion. Diese drei Elemente beeinflussen sich gegenseitig, in beide Richtungen.

Ein Beispiel: Die Leber-Galle-Kette

- **Segment:** Th6–Th9
- **Organ:** Leber und Gallenblase
- **Emotion:** Zorn, Frustration, unterdrückte Wut

Wenn du chronisch unterdrückten Zorn trägst, kann das deine Leber belasten. Eine belastete Leber kann Verspannungen im mittleren Rücken verursachen. Verspannungen in Th6–Th9 können wiederum die Leberfunktion beeinträchtigen und emotionale Reizbarkeit verstärken.

Ein Teufelskreis, der sich auf jeder der drei Ebenen durchbrechen lässt: durch emotionale Arbeit, durch Unterstützung des Organs, oder durch Behandlung des Segments.

Die wichtigsten Verbindungen

Segment	Organ	Emotion	Typische Symptome
Th1–Th4	Herz, Lunge	Freude, Trauer	Herzrasen, Atemnot, Schulterschmerzen
Th5–Th9	Magen, Leber, Galle	Zorn, Sorge	Sodbrennen, Rückenschmerzen Mitte
Th9–Th12	Milz, Dünndarm	Grübeln, Sorge	Verdauungsbeschwerden, Müdigkeit
Th10–L1	Nieren, Nebennieren	Angst, Erschöpfung	Flankenschmerz, Erschöpfung, Angst
L2–L5	Dickdarm, Blase	Loslassen, Kontrolle	Verstopfung, LWS-Schmerzen
S2–S4	Beckenorgane	Lust, Scham	Beckenbodendysfunktion

→ **Querverweis:** Die vollständige Segment-Matrix findest du im Anhang B, mit allen Segmenten, Organen, Emotionen und Interventionsansätzen.

● Übung: Die Organ-Emotion-Verbindung spüren

Wähle ein Organ, das dich anspricht, vielleicht eines, das dir manchmal Beschwerden macht.

1. Lege deine Hand auf das Organ (so gut du es erreichen kannst).

2. Atme langsam in diesen Bereich. Spüre das Organ unter deiner Hand.

3. Frage innerlich: »Welche Emotion wohnt hier? Was möchtest du mir zeigen?«

4. Dann wandere mit deiner Aufmerksamkeit zum zugehörigen Wirbelsegment. Spürst du dort etwas?

Kapitel 9

Die drei Ebenen des menschlichen Seins

SpinalMind basiert auf einem einfachen Modell, das weit trägt: Der Mensch existiert auf drei Ebenen gleichzeitig, und wahre Heilung geschieht, wenn alle drei Ebenen berücksichtigt werden.

Die körperliche Ebene

Hier liegt die Ebene des Greifbaren. Knochen, Muskeln, Faszien, Organe, Nerven. Die Ebene, die sich messen, röntgen und operieren lässt. Die Ebene der Schulmedizin, der Physiotherapie, der Osteopathie.

Auf dieser Ebene zeigen sich Symptome: Schmerzen, Verspannungen, Bewegungseinschränkungen, Organstörungen. Hier lässt sich direkt eingreifen: durch Behandlung, Bewegung, Ernährung.

Die körperliche Ebene ist real und wichtig. Aber sie ist nicht alles.

Die psychische Ebene

Hier liegt die Ebene des Erlebens. Gedanken, Gefühle, Erinnerungen, Überzeugungen, Beziehungsmuster. Die Ebene der Psychologie, der Psychotherapie, des Coachings.

Auf dieser Ebene findest du die Bedeutung hinter den Symptomen. Warum gerade jetzt? Warum gerade dort? Welche Geschichte erzählt der Körper? Welche unverarbeiteten Erfahrungen drängen an die Oberfläche?

Die psychische Ebene erklärt, warum körperliche Behandlung allein oft nicht reicht und warum Symptome wiederkehren, wenn die zugrunde liegende Dynamik nicht erkannt wird.

Die spirituelle/energetische Ebene

Hier liegt die Ebene des Seins. Lebensenergie, Bewusstsein, Verbindung zum Größeren, Sinn und Zweck. Die Ebene der spirituellen Traditionen, der Energiearbeit, der Meditation.

Du musst nicht religiös sein, um diese Ebene zu erkennen. Sie zeigt sich in Fragen wie: Warum bin ich hier? Was ist mein Beitrag? Wie fühle ich mich verbunden, oder abgetrennt? Lebe ich im Einklang mit meinen tiefsten Werten?

Manche Körpersymptome haben eine spirituelle Dimension. Sie fordern dich auf, dein Leben zu überdenken, deine Richtung zu korrigieren und deinen wahren Weg zu finden.

Emotionen: Das Bindeglied

Was verbindet diese drei Ebenen? Die Antwort ist: **Emotionen**.

Emotionen sind zugleich körperlich (sie haben eine physiologische Signatur), psychisch (sie sind mit Gedanken und Erinnerungen verbunden) und energetisch (sie sind spürbare Bewegungen von Lebensenergie).

Wenn du eine Emotion vollständig fühlst und ausdrückst, bewegst du dich gleichzeitig auf allen drei Ebenen. Der Körper entspannt sich, der Geist klärt sich, die Energie fließt wieder.

Wenn eine Emotion blockiert ist, also nicht gefühlt, nicht ausgedrückt und nicht integriert, stockt sie auf allen Ebenen. Der Körper verspannt, der Geist kreist, die Energie stagniert.

»Emotionen sind die Währung, in der Körper, Seele und Geist miteinander handeln.«

Das SpinalMind-Modell der Integration

SpinalMind arbeitet auf allen drei Ebenen und nutzt die Wirbelsäule als Zugang:

- **Körperlich: Du scannst die Wirbelsäule, findest Blockaden und arbeitest mit dem Gewebe**
- **Psychisch: Du entschlüsselst die Botschaften, verstehst die Muster und integrierst die Geschichte**
- **Energetisch: Du folgst dem Fluss der Lebensenergie, löst Stagnation und förderst Bewegung**

Das Besondere an der Wirbelsäule: Sie ist auf allen drei Ebenen zugänglich. Du kannst einen Wirbel physisch behandeln, seine psychische Bedeutung erkunden und seine energetische Qualität spüren, oft in einem einzigen Moment.

So lautet die Philosophie der Lichtsäule: Der Mensch als Ganzes, betrachtet durch das Prisma der Wirbelsäule.

Damit stehen die philosophischen und wissenschaftlichen Grundlagen von Teil II:

- Der Körper als Speicher der Lebensgeschichte
- Embodiment: Körper und Geist als Einheit
- Faszien, Energie und das Prinzip der Biotensegrität
- Die sieben Archetypen der Wirbelsäule
- Die Verbindung von Organ, Emotion und Segment
- Die drei Ebenen des menschlichen Seins

In Teil III wird dieses Wissen zur Praxis: im SpinalMind-Scan.

»Das Fundament ist gelegt. Jetzt öffnet sich die Tür zur Praxis.«

TEIL III

Der SpinalMind-Scan

Das diagnostische Herzstück

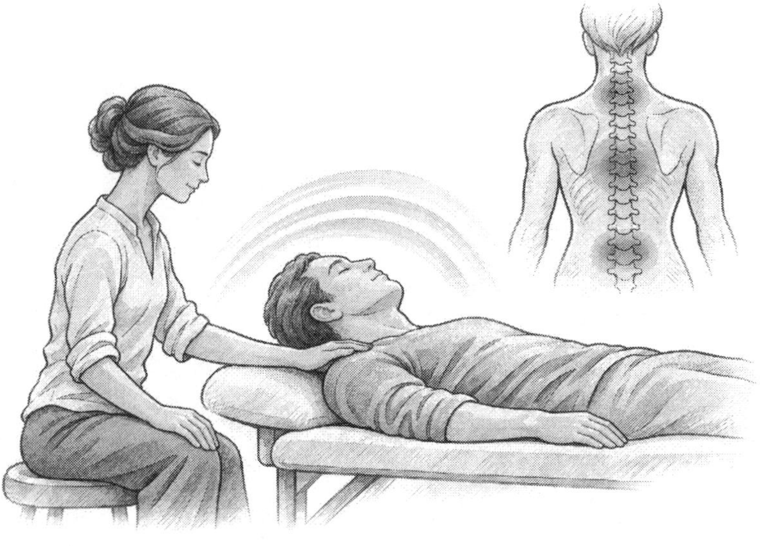

»Der Körper-Scan ist wie das Öffnen eines Buches, das in einer Sprache geschrieben ist, die nur du lesen kannst, wenn du lernst, hinzuschauen.«

Kapitel 10

Die neurobiologischen Grundlagen des Scans

Der SpinalMind-Scan ist keine esoterische Technik. Er basiert auf neurobiologischen Prinzipien, die in den letzten Jahrzehnten wissenschaftlich erforscht wurden. Wenn du verstehst, *warum* der Scan funktioniert, wächst dein Vertrauen in den Prozess, und mit ihm seine Wirksamkeit.

Interozeption: Der sechste Sinn

Du kennst die fünf äußeren Sinne. Doch es gibt einen sechsten, der nach innen gerichtet ist: die Interozeption, die Wahrnehmung innerer Körperzustände.

Das zuständige Gehirnareal ist die Insula, ein tief im Gehirn versteckter Kortexbereich. Die Insula integriert Signale aus dem gesamten Körper und erzeugt das Gefühl, *wie es dir gerade geht*.

> ◆ **Forschung:** Studien zeigen: Menschen mit besserer Interozeption haben eine bessere emotionale Regulation, treffen bessere Entscheidungen und sind resilienter gegenüber Stress. Die Interozeption lässt sich trainieren, und genau das tut der SpinalMind-Scan.

Mit jedem Scan trainierst du deine Insula. Du baust neuronale Bahnen aus, die Körper und Bewusstsein verbinden. Du wirst sensibler für die Signale deines Körpers, nicht nur während des Scans, sondern im gesamten Alltag.

Die Polyvagal-Theorie: Sicherheit als Voraussetzung

Stephen Porges' **Polyvagal-Theorie** hat das Verständnis des Nervensystems grundlegend verändert. Sie zeigt: Das autonome Nervensystem hat nicht zwei, sondern *drei* Zustände:

- **Ventral-vagal (Sicherheit):** Soziales Engagement, Verbindung, Offenheit, Neugier. Hier bist du optimal bereit für innere Arbeit.
- **Sympathikus (Mobilisierung):** Kampf oder Flucht. Herzrasen, Anspannung, Fokus auf Gefahr. Hier ist Innenschau schwierig.
- **Dorsal-vagal (Immobilisierung):** Shutdown, Erstarren, Dissoziation. Hier ist innere Arbeit unmöglich.

Die zentrale Erkenntnis: Um nach innen schauen zu können, muss das System in *Sicherheit* sein. Deshalb beginnt der SpinalMind-Scan mit Techniken, die den ventralen Vagus aktivieren.

Kohärenter Atem und Herzratenvariabilität

Die **Herzratenvariabilität (HRV)** misst die physiologische Schwankung der Herzfrequenz zwischen Einatmen und Ausatmen. Eine hohe HRV zeigt ein flexibles, gesundes Nervensystem an.

Bei etwa **5–6 Atemzügen pro Minute** erreicht die HRV ihr Maximum: Herz, Atmung und Blutdruck schwingen synchron. Dieser Zustand heißt *Kohärenz*. In Kohärenz ist das System optimal für Interozeption und innere Arbeit.

◆ **Forschung:** Das HeartMath Institute hat gezeigt: Kohärenter Atem verbessert kognitive Funktionen, reduziert Cortisol und erhöht die emotionale Wahrnehmung. Er ist der ideale Zustand für den SpinalMind-Scan.

● **Der kohärente Atem**

Tempo: 5 Sekunden einatmen, 5 Sekunden ausatmen (= 6 Atemzüge/Minute)

Alternative: 4 Sekunden ein, 6 Sekunden aus (verstärkt Entspannung)

Dauer: 2–3 Minuten vor dem Scan, dann während des gesamten Scans beibehalten

Tipp: Zähle innerlich mit oder nutze eine Atem-App mit visuellem Pacer

Neuroplastizität: Das Fenster der Veränderung

Wenn eine alte Erinnerung oder ein altes Muster aktiviert wird, öffnet sich ein **Rekonsolidierungsfenster, ein Zeitraum** von bis zu etwa 6 Stunden, in dem das neuronale Muster veränderbar ist.

Das bedeutet: Wenn du im Scan ein Segment findest, das emotional geladen ist, hast du die Möglichkeit, dieses Muster zu verändern. Aber nur, wenn du in diesem Fenster eine *neue Erfahrung* machst.

◆ **Forschung:** Bruce Ecker und Kollegen haben gezeigt, dass Rekonsolidierung möglich ist, wenn:
(1) das alte Muster aktiviert wird,
(2) eine neue, widersprüchliche Erfahrung gemacht wird,
(3) diese neue Erfahrung wiederholt verankert wird. Darauf baut jede Therapie, die Muster wirklich verändert.

Der SpinalMind-Scan nutzt dieses Prinzip in der Vertiefungsphase: Erst aktivierst du das alte Muster (Durchlauf 1), dann bietest du eine neue Erfahrung an (Durchlauf 2).

BDNF: Dünger für das Gehirn

Brain-Derived Neurotrophic Factor (BDNF) ist ein Protein, das Neuroplastizität fördert. Je mehr BDNF, desto leichter lernt das Gehirn, desto effektiver ist Veränderungsarbeit.

BDNF wird erhöht durch:

- **Bewegung:** Schon 10–20 Minuten leichte Bewegung erhöhen BDNF signifikant
- **Neugier:** Interesse und Offenheit aktivieren Dopamin, das BDNF-Produktion anregt
- **Moderate Erregung:** Nicht zu entspannt, nicht zu gestresst: der optimale Lernzustand

Praktische Konsequenz: Wenn möglich, mache 5–10 Minuten leichte Bewegung vor dem Scan (Spazieren, Schütteln, Dehnen). Und kultiviere eine neugierige Haltung: »Ich bin gespannt, was sich heute zeigt« statt »Ich muss etwas finden«.

Kapitel 11

Vorbereitung auf den Scan

Bevor ein Taucher in die Tiefe geht, prüft er seine Ausrüstung. Bevor ein Bergsteiger den Gipfel angeht, akklimatisiert er sich. Und bevor du in die Tiefen deines Körpers tauchst, bereitest du dich vor.

Der SpinalMind-Scan ist keine Technik, die man nebenbei macht. Er ist ein bewusster Gang nach innen, und dieser Gang braucht einen klaren Anfang, einen sicheren Rahmen und die richtige Haltung.

Die Vorbereitung ist nicht optional, sie ist ein wesentlicher Teil des Scans. Ohne die richtige Vorbereitung bleibt der Scan oberflächlich. Mit ihr öffnen sich Türen, die sonst verschlossen bleiben.

Das äußere Setting

- **Zeit:** Mindestens 15–20 Minuten ohne Unterbrechung. Telefon aus, Tür zu, Menschen informiert.
- **Temperatur:** Angenehm warm. Kälte aktiviert Schutzspannung. Der Körper zieht sich bei Kälte zusammen. Wärme unterstützt das Spüren.
- **Licht:** Gedämpft oder dunkel. Grelles Licht aktiviert, sanftes Licht lädt ein.
- **Kleidung:** Bequem, nichts Einschnürendes.
- **Material:** Notizblock und Stift bereithalten, Segment-Matrix griffbereit.
- **Optionale Unterstützung:** Leise Musik ohne Text, eine Decke, ein Kissen.

Der wichtigste Aspekt des Settings ist deine *innere Erlaubnis*. Erlaube dir, diese Zeit zu nehmen. Erlaube dir, nichts tun zu müssen außer wahrzunehmen. Das allein verändert für viele Menschen schon sehr viel.

Die Körperposition

Option A: Liegen (empfohlen für Anfänger)

Lege dich auf den Rücken, Beine leicht angewinkelt oder ausgestreckt, Arme neben dem Körper. Ein kleines Kissen unter dem Kopf, eventuell eine Rolle unter den Knien.

Vorteil: Maximale Entspannung, keine Haltearbeit, voller Kontakt mit der Unterlage.

Nachteil: Man kann einschlafen; weniger wach als im Sitzen.

Option B: Sitzen (für geübte Praktizierende)

Sitze aufrecht auf einem Stuhl oder Kissen. Füße flach auf dem Boden, Hände auf den Oberschenkeln, Wirbelsäule aufgerichtet aber nicht starr.

Vorteil: Mehr Wachheit, besserer Kontakt zur vertikalen Achse, Integration in den Alltag.

Nachteil: Haltearbeit kann ablenken; weniger Tiefenentspannung.

Option C: Stehen (für therapeutische Anleitung)

Aufrecht, Füße hüftbreit, Knie leicht gebeugt, Arme locker hängend. Wie eine Weide im Wind: aufrecht und doch beweglich.

Vorteil: Ermöglicht Impuls-Technik durch Therapeuten, spürbare Körperreaktionen.

Nachteil: Erfordert Übung; Gleichgewicht kann ablenken.

Für den Anfang empfehle ich: **Lege dich hin.** Es ist die vergebendste Position, denn du kannst nicht falsch liegen.

Phase 0: Optionales Priming (5–10 Min.)

Wenn du Zeit hast und maximale Wirksamkeit willst, beginne mit leichter Bewegung:

- 5 Minuten Spazieren oder auf der Stelle gehen
- 2–3 Minuten sanftes Schütteln des ganzen Körpers
- Leichtes Dehnen der Wirbelsäule

Dies erhöht BDNF und bereitet das System optimal vor.

Der Atem: Brücke zwischen Innen und Außen

Der Atem ist dein wichtigstes Werkzeug im Scan. Er ist die einzige Körperfunktion, die sowohl automatisch als auch bewusst gesteuert werden kann. Er ist die Brücke zwischen dem vegetativen Nervensystem und deinem bewussten Willen.

Im SpinalMind-Scan nutzt du den Atem auf drei Arten:

- **Beruhigender Atem:** Langsames, tiefes Atmen aktiviert den Parasympathikus und bereitet das System vor.
- **Fokussierender Atem:** Bewusste Atmung in einen Körperbereich. Dies intensiviert die Wahrnehmung.
- **Fließender Atem:** Während des Scans: freies, nicht forciertes Atmen. Der Atem fließt, während du beobachtest.

»Der Atem ist wie ein sanfter Scheinwerfer: Wohin er fließt, dorthin geht die Aufmerksamkeit.«

Die drei Modi des Scannens

Im SpinalMind-Scan wechselst du zwischen drei verschiedenen Bewusstseinsmodi, wie ein Fotograf, der zwischen Weitwinkel, Normalbrennweite und Makro wechselt.

Modus 1: Wahrnehmung (der Beobachter)

Im Wahrnehmungsmodus bist du ein neutraler Zeuge. Du beobachtest, was ist, ohne zu urteilen, ohne zu verändern, ohne zu interpretieren. Du nimmst wahr: Ist da Spannung? Wärme? Kälte? Kribbeln? Taubheit? Druck? Leere?

Die innere Haltung: »Ich beobachte, was da ist.«

Typische Fragen: Was spüre ich hier? Wie fühlt sich dieses Areal an? Welche Qualität hat diese Empfindung?

Modus 2: Empfang (der Lauscher)

Im Empfangsmodus öffnest du dich für das, was der Körper dir mitteilen will. Du hörst tiefer, nicht nur auf physische Empfindungen, sondern auf Bilder, Gefühle, Erinnerungen, die aufsteigen können.

Die innere Haltung: »Ich bin offen für das, was kommen will.«

Typische Fragen: Was will mir diese Stelle zeigen? Welche Botschaft ist hier? Was taucht auf, wenn ich hier verweile?

Modus 3: Dialog (der Gesprächspartner)

Im Dialogmodus trittst du in aktive Kommunikation mit einem Körperbereich. Du fragst und wartest auf Antwort. Du bietest etwas an und beobachtest die Reaktion.

Die innere Haltung: »Ich spreche mit meinem Körper, und er antwortet.«

Typische Fragen: Was brauchst du? Was würdest du gerne loslassen? Was möchtest du mir sagen? Wenn du sprechen könntest, was wären deine Worte?

Im Scan-Prozess beginnst du meist im *Wahrnehmungsmodus*, wechselst bei Auffälligkeiten in den *Empfangsmodus*, und vertiefst bei Bedarf in den *Dialogmodus*. Mit Erfahrung fließen die Modi ineinander.

● Übung: Die Eingangssequenz

Diese Sequenz nutzt du zu Beginn jedes Scans. Sie dauert etwa 3–5 Minuten und bereitet Körper und Geist vor.

1. Ankommen: Schließe die Augen. Spüre die Unterlage unter dir. Spüre dein Gewicht. Lass dich tragen.

2. Beruhigen: Atme drei Mal tief ein und aus. Mit jedem Ausatmen lässt du mehr los. Schultern sinken. Kiefer entspannt. Stirn glättet sich.

3. Verlangsamen: Lass den Atem frei werden. Beobachte ihn nur. Spüre, wie dein Körper atmet, ganz von selbst.

4. Erlauben: Sage innerlich: »Ich erlaube mir, wahrzunehmen, was ist. Ich bin bereit, zu empfangen, was kommt. Ich bin offen für die Botschaften meines Körpers.«

5. Beginnen: Richte deine Aufmerksamkeit auf den Scheitel deines Kopfes. Der Scan beginnt.

Kapitel 12

Die fünf Wahrnehmungsebenen

Wenn du durch deinen Körper scannst, kannst du auf verschiedenen Ebenen wahrnehmen. Jede Ebene offenbart andere Informationen, andere Qualitäten, andere Tiefen. Wie ein Maler, der mit verschiedenen Farben arbeitet, lernst du, diese Ebenen zu unterscheiden und dann zu verbinden.

Die fünf Ebenen sind keine getrennten Welten. Sie sind Facetten derselben Realität. In der Praxis vermischen sie sich oft. Doch es hilft, sie zunächst einzeln kennenzulernen.

Ebene 1: Körperliche Empfindung

Die grundlegendste Ebene. Hier nimmst du wahr, was jeder Mensch wahrnehmen kann: die physischen Empfindungen des Körpers.

Was du spürst:

- Spannung oder Entspannung
- Schmerz oder Wohlgefühl
- Druck oder Leichtigkeit
- Weichheit oder Härte
- Größe, Form, Ausdehnung eines Bereichs

Typische Beschreibungen: »Hier ist es verspannt.« »Das fühlt sich hart an.« »Dieser Bereich ist größer als ich dachte.« »Hier spüre ich einen Knoten.«

Praxis-Tipp: Beginne immer auf dieser Ebene. Sie ist am zugänglichsten und bildet das Fundament für tiefere Wahrnehmung.

Ebene 2: Vegetatives Nervensystem

Auf dieser Ebene spürst du die Aktivität deines autonomen Nervensystems, den Zustand von Sympathikus und Parasympathikus.

Was du spürst:

- Wärme oder Kälte (Durchblutung)
- Kribbeln oder Pulsieren
- Ruhe oder Unruhe
- Bewegung der inneren Organe
- Den Herzschlag in verschiedenen Bereichen
- Wellenförmige Bewegungen (Peristaltik, Atmung)

Typische Beschreibungen: »Hier ist es warm und pulsierend.« »Dieser Bereich fühlt sich kalt und still an.« »Ich spüre meinen Herzschlag in den Händen.« »Mein Bauch macht Geräusche.«

Praxis-Tipp: Kalte, stille Bereiche deuten auf Minderdurchblutung oder »Abschaltung« hin. Warme, pulsierende Bereiche zeigen Aktivität und Lebendigkeit.

Ebene 3: Faszial-intuitive Wahrnehmung

Auf dieser Ebene spürst du die tieferen Schichten des Bindegewebes und ihre subtilen Qualitäten, die über das rein Physische hinausgehen.

Was du spürst:

- Dichte oder Durchlässigkeit
- Verklebungen, Verfilzungen
- Zugrichtungen und -spannungen
- Verbindungen zwischen entfernten Körperbereichen
- Ein Gefühl von »Alter« oder »Geschichte« im Gewebe

Typische Beschreibungen: »Es fühlt sich an wie ein altes Seil.« »Hier ist alles verklebt.« »Dieser Zug geht bis in die Schulter.« »Das fühlt sich an, als wäre es schon lange so.«

Praxis-Tipp: Diese Ebene erschließt sich oft über Bilder und Metaphern. Lass aufkommen, was kommt, auch wenn es »unwissenschaftlich« klingt.

Ebene 4: Emotionale Resonanz

Auf dieser Ebene spürst du die Emotionen, die in einem Körperbereich gespeichert sind oder mit ihm resonieren.

Was du spürst:

- Stimmungen, die aufsteigen
- Gefühle ohne erkennbaren Auslöser
- Tränen, Lachen oder Zorn, die »aus dem Nichts« kommen
- Erinnerungsfetzen, Bilder, Szenen
- Ein Wissen: »Das hat mit XY zu tun«

Typische Beschreibungen: »Plötzlich bin ich traurig.« »Ich sehe meine Mutter vor mir.« »Da ist Wut, ohne dass ich weiß warum.« »Mir wird klar: Das ist meine alte Angst.«

Praxis-Tipp: Lass Emotionen zu, ohne sie festzuhalten oder wegzudrücken. Sie sind Boten. Höre ihre Botschaft, dann können sie weiterziehen.

Ebene 5: Energetische Signatur

Die subtilste Ebene. Hier nimmst du wahr, was jenseits des physisch Messbaren liegt und doch spürbar ist.

Was du spürst:

- Farben oder Licht im inneren Erleben
- Qualitäten wie »dunkel«, »hell«, »leuchtend«, »trüb«
- Ein Gefühl von Präsenz oder Leere
- Verbindung zu etwas Größerem
- Intuitive Gewissheiten
- Archetypen, Symbole, Bilder

Typische Beschreibungen: »Dieser Bereich fühlt sich dunkel an.« »Ich sehe ein goldenes Licht.« »Da ist eine Präsenz, die größer ist als ich.« »Ich weiß einfach, was zu tun ist.«

Praxis-Tipp: Diese Ebene erschließt sich nicht jedem sofort. Sie erfordert Übung und Offenheit. Erzwinge nichts, aber verschließe dich auch nicht, wenn es kommt.

Die fünf Ebenen im Überblick

Ebene	Was du spürst	Beispiele
1. Körperlich	Physische Empfindungen	Spannung, Druck, Schmerz, Weichheit
2. Vegetativ	Autonome Reaktionen	Wärme, Kälte, Kribbeln, Pulsieren
3. Faszial	Gewebequalitäten	Dichte, Verbindungen, Geschichte
4. Emotional	Gefühle, Erinnerungen	Trauer, Wut, Bilder, Szenen
5. Energetisch	Subtile Qualitäten	Licht, Farbe, Präsenz, Symbole

● Übung: Die fünf Ebenen erkunden

Wähle einen Körperbereich, zum Beispiel deinen rechten Fuß. Erkunde ihn auf allen fünf Ebenen:

Ebene 1: Was spürst du physisch? Druck? Spannung? Weichheit?

Ebene 2: Wie ist die Temperatur? Spürst du Pulsieren? Kribbeln?

Ebene 3: Wie fühlt sich das Gewebe an? Welche Bilder kommen?

Ebene 4: Welche Emotion verbindest du mit diesem Bereich?

Ebene 5: Wenn dieser Bereich eine Farbe hätte, welche? Spürst du eine Qualität von Präsenz?

Kapitel 13

Der vollständige SpinalMind-Scan

Hier fügen sich alle Elemente zum vollständigen SpinalMind-Scan: ein strukturierter Weg von der Schädeldecke bis zum Steißbein, auf dem du jedes Segment spürst, Marker erkennst und Hotspots vertiefst.

Der komplette Scan dauert etwa 15–25 Minuten. Mit Übung kannst du ihn verkürzen (Mini-Scan: 5 Minuten) oder vertiefen (Tiefen-Scan: 45+ Minuten).

Die Visualisierung: Hochhaus oder Ampel

Bevor du den Scan beginnst, etabliere eine innere Visualisierung. Diese dient als »Anzeigetafel« für dein Unterbewusstsein, ein Kommunikationskanal, über den tiefere Schichten dir Informationen senden können.

Option A: Das Hochhaus

Stelle dir ein hohes Gebäude vor: 31 Stockwerke, eines für jedes Segment deiner Wirbelsäule. Ganz oben das Penthouse (Cranium), ganz unten das Fundament (Steißbein). Jedes Stockwerk hat Fenster, die leuchten können oder dunkel sind. Manche Etagen sind bewohnt und belebt, andere wirken verlassen oder verschlossen.

Während du scannst, beobachte: Welche Stockwerke leuchten? Welche sind dunkel? Wo flackert das Licht? Wo siehst du Bewegung, wo Stillstand?

Option B: Die große Ampel (empfohlen)

Stelle dir eine riesige vertikale Ampel vor: 31 Lichter übereinander, von oben nach unten. Zu Beginn leuchten **alle Lichter grün**. So sieht der Ausgangszustand aus: Alles in Ordnung, alles im Fluss.

Während du durch die Segmente scannst, beobachte die Ampel. Dein Unterbewusstsein wird dir zeigen, wo etwas nicht stimmt:

Die Ampel-Visualisierung nutzt die Sprache des Unterbewussten: Bilder und Farben. Du musst nicht analysieren, beobachte einfach, was sich zeigt.

Die VAKOG-Kanäle: Alle Sinne öffnen

Im SpinalMind-Scan nutzt du alle Wahrnehmungskanäle, im NLP als VAKOG bekannt. Je mehr Kanäle du öffnest, desto reicher wird die Information, die du empfängst.

Halte alle Kanäle offen und erwarte nichts Bestimmtes. Bei manchen Segmenten kommen Bilder, bei anderen Gefühle, bei wieder anderen vielleicht ein Geruch aus der Kindheit. Alles ist Information.

Der systematische Segment-Scan

Der Kern des SpinalMind-Scans ist das systematische Abfahren aller 31 Segmente, vom Schädel (Cranium) bis zum Steißbein (Coccyx). Du sagst dabei jedes Segment bewusst an, laut oder innerlich.

»Du sprichst mit deinem Körper in seiner Sprache, und er antwortet in deiner.«

Phase 1: Vagus-Aktivierung (2–3 Min.)

Bevor du nach innen gehst, aktiviere den ventralen Vagus, den »Sicherheitsnerv«. Wähle eine oder mehrere Techniken:

- **Vagus-Aktivierungstechniken**

  Seufzendes Ausatmen: 3–5 tiefe Atemzüge, bei jedem Ausatmen hörbar seufzen. Das aktiviert den Vagus über die Kehlkopfmuskulatur.

  Summen: 1–2 Minuten sanft summen (»Mmmm«). Die Vibration stimuliert den Vagus direkt.

  Gähnen: Bewusst 3–5 Mal gähnen (auch wenn zunächst »künstlich«). Aktiviert Pharynx-Äste des Vagus.

  Kaltes Wasser: Optional: Kaltes Wasser ins Gesicht oder kühles Tuch auf Stirn. Löst Tauchreflex aus → Vagus-Aktivierung.

Phase 2: Kohärenter Atem (2–3 Min.)

Etabliere den kohärenten Atemrhythmus und halte ihn während des gesamten Scans:

1. Einatmen: 5 Sekunden (durch die Nase)
2. Ausatmen: 5 Sekunden (durch Nase oder Mund)
3. Kein Anhalten, fließender Übergang
4. Nach 1–2 Minuten: Rhythmus wird automatisch

Phase 3: Ampel-Visualisierung etablieren

Die Ampel ist dein Kommunikationskanal zum Unterbewussten. Etabliere sie klar und deutlich:

1. Stelle dir eine riesige vertikale Ampel vor: 31 Lichter übereinander
2. Das oberste Licht = Cranium (Schädel)
3. Das unterste Licht = Coccyx (Steißbein)
4. Zu Beginn leuchten **alle 31 Lichter grün**
5. Sage innerlich: »Mein Unterbewusstsein zeigt mir über Farbveränderungen, wo etwas Aufmerksamkeit braucht«

Farbcode:

- **Grün:** Alles frei, alles fließt, keine Blockade
- **Gelb:** Leichte Auffälligkeit, Aufmerksamkeit hilfreich
- **Orange:** Deutliche Blockade oder Thema, das bearbeitet werden will - Bearbeitung empfohlen
- **Rot:** Wichtig/Dringend: Hier liegt etwas Wichtiges, möglicherweise länger Verdrängtes
- **Andere Farben:** Vertraue deiner Intuition. Blau, Violett, Schwarz oder Weiß: Jede Farbe trägt Information und eine eigene Bedeutung. Notieren und intuitiv deuten.

Phase 4: VAKOG-Kanäle öffnen

Informationen aus dem Unterbewussten können über verschiedene Sinneskanäle kommen. Öffne alle:

Sage innerlich: »Ich bin offen für alles, was sich zeigt: als Bild, als Klang, als Körpergefühl, als Geruch, als Geschmack. Alle Kanäle sind offen.«

- **V (visuell):** Bilder, Farben, Formen, Szenen, Erinnerungsbilder, Symbole, die Ampel-Visualisierung

- **A (auditiv):** Geräusche, Stimmen, Worte, Sätze die auftauchen, Musik, innere Dialoge

- **K (kinästhetisch): Körperempfindungen, Emotionen, Gefühle, Temperatur**, Druck, Spannung

- **O (olfaktorisch): Gerüche, oft mit** tiefen Erinnerungen verbunden

- **G (gustatorisch): Geschmack, selten**, aber manchmal sehr prägnant und bedeutsam

Die innere Haltung: Neugier statt Erwartung

Die richtige innere Haltung ist entscheidend:

▲ **Nicht:** »Ich muss etwas finden«, »Ich weiß schon, wo das Problem ist«, »Hoffentlich zeigt sich X«

✓ **Stattdessen:** »Ich bin neugierig, was sich heute zeigt«, »Ich beobachte neutral«, »Mein Körper weiß, was wichtig ist«

Neugier aktiviert Dopamin, das die Lernfähigkeit erhöht. Erwartung verengt die Wahrnehmung. Sei ein offener, freundlicher Beobachter, kein Detektiv mit vorgefertigter Theorie.

Der vollständige Durchlauf

Der SpinalMind-Scan besteht aus **zwei klar getrennten Durchläufen**. Diese Trennung ist methodisch entscheidend:

- **Durchlauf 1, neutraler Scan:** Reine Datenerhebung. Keine Interpretation, keine Fragen, keine Suggestion.

- **Durchlauf 2, gezielte Vertiefung:** Rückkehr zu auffälligen Segmenten mit Fragen und Interventionen.

▲ **Warum diese Trennung?** Wenn du bereits im ersten Durchlauf Fragen stellst wie »Wie fühlt sich meine Mitte an?«, riskierst du *Suggestion*. Du findest dann, was du erwartest, statt dessen, was wirklich da ist. Das Unterbewusste und das Körpersystem sollen möglichst neutral antworten dürfen.

»Erst beobachten, dann interpretieren. Erst Daten sammeln, dann Bedeutung suchen.«

DURCHLAUF 1: Der neutrale Scan

Ziel: Alle 31 Segmente systematisch abfahren und registrieren, was sich zeigt, ohne Interpretation, ohne Lenkung.

Dauer: 10–15 Minuten

Innere Haltung: Neutraler Beobachter. Kein Bewerten, kein Deuten, kein Verändern-Wollen.

Die Segment-Sequenz

Fahre jedes Segment einzeln an. Sage es laut oder innerlich an und verweile dort für **3–5 Atemzüge** (bei kohärentem Atem = ca. 15–25 Sekunden).

Cranium → C1 → C2 → C3 → C4 → C5 → C6 → C7

→ Th1 → Th2 → Th3 → Th4 → Th5 → Th6 → Th7 → Th8 → Th9 → Th10 → Th11 → Th12

→ L1 → L2 → L3 → L4 → L5

→ S1 → S2 → S3 → S4 → S5 → Coccyx

Optional: Bei Bedarf Erweiterung über die Füße bis in den Boden für maximale Erdung.

Was du bei jedem Segment tust

1. **Ansagen:** »C4« (laut oder innerlich)
2. **Verweilen:** 3–5 kohärente Atemzüge bei diesem Segment bleiben
3. **Registrieren:** Was kommt? Empfindung? Bild? Gefühl? Geruch? Erinnerung?
4. **Beobachten:** Schau auf deine innere Ampel: Welche Farbe zeigt dieses Segment?
5. **Notieren:** Bei Auffälligkeit merken oder kurz aufschreiben
6. **Weitergehen:** Nächstes Segment, ohne bei *Auffälligkeiten hängenzubleiben*

▲ **Wichtig:** Stelle im ersten Durchlauf **keine inhaltlichen Fragen**. Nicht: »Was möchtest du mir sagen?« Nicht: »Was liegt hier verborgen?« Diese Fragen kommen erst in Durchlauf 2.

Was du wahrnimmst

Im ersten Durchlauf registrierst du *nur, was von selbst kommt*. Das können sein:

- **Körperempfindungen:** Spannung, Druck, Wärme, Kälte, Kribbeln, Ziehen, Pulsieren, Taubheit
- **Bilder:** Spontane visuelle Eindrücke, Erinnerungsbilder, Symbole, Farben
- **Emotionen:** Gefühle, die aufsteigen: Trauer, Wut, Angst, Freude
- **Gerüche/Geschmack:** Manchmal tauchen sensorische Erinnerungen auf
- **Worte/Sätze:** Manchmal kommt ein Wort oder Satz spontan
- **Nichts:** Auch »blinde Flecken«, also Bereiche, die du nicht spürst, sind Information

Nach dem Scan: Matrix-Abgleich und Vertiefung

Wenn du alle Segmente durchgegangen bist, hast du eine Liste von Auffälligkeiten: Segmente, die sich gemeldet haben. Jetzt folgen zwei Schritte:

Schritt 1: Die Segment-Matrix konsultieren

Schlage die auffälligen Segmente in der SpinalMind-Matrix nach (Anhang B). Dort findest du für jedes Segment:

- Die anatomische Bedeutung (welche Strukturen, Nerven, Organe)
- Die psychoemotionalen Themen
- Typische Manifestationen und Fragen zur Reflexion

Die Matrix ist dein Übersetzungswörterbuch. Sie hilft dir zu verstehen, *was* dein Körper dir sagen will.

Schritt 2: Gezielte Vertiefung

Kehre zu den auffälligen Segmenten zurück, diesmal mit gezielter Absicht. Du weißt jetzt, welches Thema dort liegen könnte. Frage das Segment direkt:

- »Was möchtest du mir zeigen?«
- »Welche Geschichte liegt hier verborgen?«
- »Was brauchst du, um heilen zu können?«
- »Was darf jetzt losgelassen werden?«

Nimm dir Zeit. Höre zu. Die Antworten kommen als Bilder, Gefühle, Einsichten, manchmal als klare Worte.

DURCHLAUF 2: Gezielte Vertiefung

Ziel: Die auffälligen Segmente gezielt befragen, Botschaften empfangen, Transformation ermöglichen.

Dauer: 10–20 Minuten (je nach Tiefe)

Innere Haltung: Neugieriger Gesprächspartner. Offen für Dialog, bereit für Transformation.

Die Vertiefungssequenz

Für jedes ausgewählte Segment:

Schritt 1: Ankommen

Geh mit deiner Aufmerksamkeit bewusst zu dem Segment. Sage es an. Atme dorthin. Nimm dir Zeit.

Schritt 2: Kontakt vertiefen

Spüre das Segment genauer. Was genau ist da?
Größe? Form? Dichte? Temperatur? Bewegung?

Schritt 3: Jetzt die Fragen

Stelle gezielte Fragen, innerlich, *ohne Antwort zu erzwingen*:

- »Was möchtest du mir zeigen?«
- »Welche Geschichte liegt hier verborgen?«
- »Seit wann bist du so?«
- »Was brauchst du?«
- »Was darf jetzt losgelassen werden?«
- »Wenn du sprechen könntest, was wären deine Worte?«

Warte nach jeder Frage. Die Antwort kann als Bild, Gefühl, Wort, Körperempfindung oder einfach als »Wissen« kommen.

Schritt 4: Pendeln (bei starker Aktivierung)

Wenn ein Segment sehr intensiv reagiert, mit starken Emotionen, Unwohlsein oder Überwältigung, nutze die **Pendel-Technik** nach Peter Levine:

- **Zum Hotspot:** Kurz dort verweilen, Intensität spüren (nicht zu lange)
- **Zur Ressource:** Bewusst zu einem sicheren Körperbereich wechseln (oft Füße, Hände, Herzraum). Oder zu einem positiven Bild, einer Erinnerung an Stärke.
- **Zurück zum Hotspot:** Wieder kurz hinein
- **Wieder zur Ressource:** Stabilisieren

Dieses Hin-und-Her-Pendeln ermöglicht Integration ohne Überwältigung. Du bleibst im Fenster der Verarbeitung, ohne in Shutdown zu gehen.

◆ **Neurobiologie:** Pendeln hält den präfrontalen Kortex online. Bei Überwältigung schaltet er ab → Dissoziation, Retraumatisierung. Pendeln verhindert das.

Schritt 5: Neue Erfahrung anbieten (Neuroplastizitätsfenster)

Das alte Muster ist jetzt aktiviert, das Rekonsolidierungsfenster ist offen. Biete eine neue Erfahrung an:

- »Was hättest du damals gebraucht?«
- »Wenn ich diesem jüngeren Teil von mir jetzt Schutz/Trost/Stärke geben könnte, wie würde das aussehen?«
- »Was ist heute anders? Was ist heute möglich, das damals nicht möglich war?«
- Lade innerlich Ressourcen ein: Schutz, Unterstützung, Mitgefühl, Stärke
- Lass das Segment die neue Erfahrung aufnehmen

Schritt 6: Verankerung

Verankere die neue Erfahrung im Körper:

- Atme tief in das Segment
- Spüre, wie sich etwas verändert (vielleicht Weichwerden, Wärme, Lösung)
- Optional: Lege eine Hand auf die entsprechende Körperstelle
- Danke dem Segment für seine Botschaft

Optional: Bilaterale Stimulation

Bei starker emotionaler Ladung kann bilaterale Stimulation (wie bei EMDR) die Integration fördern:

- **Augenbewegungen:** Langsam die Augen horizontal hin und her bewegen (auch bei geschlossenen Lidern möglich)
- **Butterfly-Hug:** Arme vor der Brust kreuzen, abwechselnd rechte und linke Schulter tippen
- **Fuß-Tapping:** Abwechselnd rechten und linken Fuß antippen

Für Therapeuten: Der geführte Scan

Als Therapeut, Coach oder Begleiter kannst du den SpinalMind-Scan anleiten und zusätzliche diagnostische Informationen gewinnen.

Die Impuls-Technik

Diese Technik nutzt du bei stehendem oder sitzendem Klienten:

- **Positionierung:** Klient steht oder sitzt aufrecht. Du stehst dahinter oder seitlich.
- **Handkontakt:** Lege deine flache Hand *sehr leicht* auf den Scheitel des Klienten. Kaum spürbarer Kontakt, kein Druck.
- **Ansage:** Sage das Segment laut an: z.B. »C3«
- **Impuls:** Gib *gleichzeitig* einen sehr sanften Impuls in Richtung Becken, entlang der Wirbelsäule. Minimal, wie ein Hauch, kaum spürbar.
- **Beobachtung:** Registriere, wie der Körper des Klienten reagiert.

Was die Reaktionen verraten

- **Fließendes Nachgeben:** Der Körper gibt dem Impuls weich nach → Segment frei und durchlässig
- **Widerstand/Blockade:** Der Körper hält dagegen, stoppt den Impuls → Spannung, Schutz, Blockade
- **Seitliches Ausweichen:** Der Körper weicht nach rechts oder links aus → Etwas wird gemieden, Asymmetrie
- **Übermäßiges Nachlaufen:** Der Körper fällt fast, folgt zu stark → Instabilität, mangelnder Halt, fehlende Struktur
- **Zittern/Vibrieren:** → Emotionale Ladung, die sich lösen will
- **Tiefer Atemzug/Seufzer:** → Etwas wurde berührt, das Aufmerksamkeit braucht
- **Gesichtsmimik:** Achte auf subtile Veränderungen: Stirnrunzeln, Lippenpressen, Tränen

▲ **Wichtig:** Der Impuls ist *minimal*. Du testest nicht mechanische Stabilität, du gibst einen Informationsreiz. Arbeite mit Intention, nicht mit Kraft. Der Körper antwortet auf Subtiles.

Dokumentation

Dokumentiere deine Beobachtungen und gleiche sie mit den Wahrnehmungen des Klienten ab. Frage nach jedem Segment: »Was hast du wahrgenommen?« Oft ergibt sich ein reiches Bild aus beiden Perspektiven.

ABSCHLUSS: Integration

Nach der Vertiefung:

- □ Spüre einmal die gesamte Wirbelsäule als Ganzes, von Scheitel bis Steißbein
- □ Nimm wahr, was sich verändert hat
- □ Danke deinem Körper für seine Botschaften
- □ Drei tiefe Atemzüge
- □ Langsam zurückkommen: Füße spüren, Hände bewegen, Raum wahrnehmen
- □ Augen öffnen
- □ Wichtigste Erkenntnisse notieren

■ Der SpinalMind-Scan im Überblick

Phase	Dauer	Inhalt
0. Priming	5–10 Min. (optional)	Leichte Bewegung, Schütteln
1. Vagus	2–3 Min.	Seufzen, Summen, Gähnen
2. Atem	2–3 Min.	Kohärenter Atem (5s ein / 5s aus)
3. Ampel	1 Min.	31 grüne Lichter visualisieren
4. VAKOG	30 Sek.	Alle Kanäle öffnen
DURCHLAUF 1	10–15 Min.	Neutral scannen: Ansagen → Verweilen → Registrieren (KEINE Fragen!)
Matrix	3–5 Min.	Auffällige Segmente nachschlagen
DURCHLAUF 2	10–20 Min.	Vertiefung: Fragen, Pendeln, neue Erfahrung, Verankerung
Integration	3–5 Min.	Ganzes spüren, danken, zurückkommen

Gesamtdauer: 30–45 Minuten (Kurzversion ohne Priming: 25–35 Minuten)

■ Scan-Protokoll (Vorlage)

Datum: ________________ Uhrzeit: ________________

Zustand vor dem Scan (1–10):

Energie ___ Ruhe ___ Offenheit ___

Auffällige Segmente (Durchlauf 1):

Segment: ______ Farbe: ______
Wahrnehmung: ____________________________________

Segment: ______ Farbe: ______
Wahrnehmung: ____________________________________

Segment: ______ Farbe: ______
Wahrnehmung: ____________________________________

Matrix-Themen: ____________________________________

____

Vertiefung (Durchlauf 2):

Segment: ______ Botschaft: __________________________

Neue Erfahrung: ____________________________________

Erkenntnisse/Nächste Schritte: ________________________

____

Das vollständige Scan-Protokoll steht damit auf neurobiologischem Fundament und ist methodisch sauber und praktisch anwendbar. Das nimmst du mit:

- Warum der Scan funktioniert (Interozeption, Polyvagal, Neuroplastizität)
- Wie du dich optimal vorbereitest (Vagus, kohärenter Atem, Ampel, VAKOG)
- Warum Durchlauf 1 neutral bleiben muss (keine Suggestion)
- Wie du in Durchlauf 2 vertiefst (Fragen, Pendeln, neue Erfahrung)
- Wie Therapeuten die Impuls-Technik nutzen können

Teil IV führt dich durch jede Region der Wirbelsäule im Detail, mit ihrer Anatomie, ihren Bedeutungen und ihren Geschichten. Du gehst durch die Tore, die Brücken, den Tempel, den Weg und die Wurzeln deines Seins.

»Der Scan ist das Öffnen der Tür. Die Matrix ist die Landkarte. Jetzt betrittst du die Räume.«

TEIL IV

Der Weg durch den Körper

Durch alle Regionen deiner Wirbelsäule

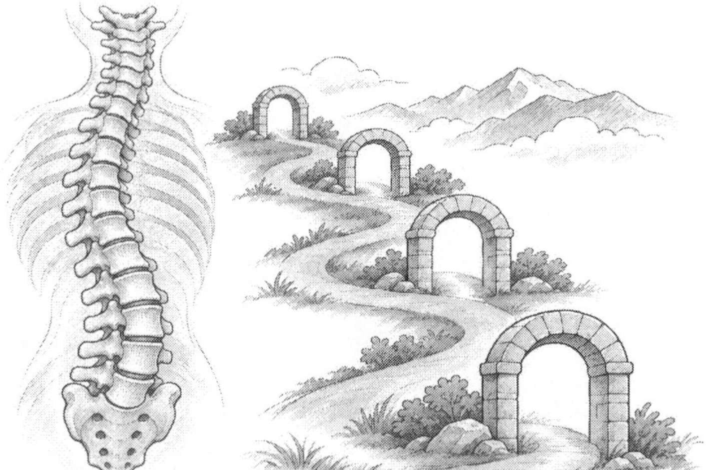

»Jeder Wirbel ist ein Kapitel deiner Lebensgeschichte. Die Wirbelsäule ist das Buch.«

Bevor du aufbrichst

In Teil I und II hast du die Grundlagen kennengelernt: die Anatomie, die Philosophie, die Sprache des Körpers. In Teil III hast du gelernt, wie du scannst, das Werkzeug, um deine innere Landschaft zu erkunden.

Jetzt betrittst du die Räume selbst.

Teil IV führt dich von oben nach unten, vom Schädel bis zum Steißbein. Du wirst jede Region deiner Wirbelsäule intim kennenlernen: ihre Anatomie, ihre Geschichten, ihre Wunden, ihre Gaben.

Lies diese Kapitel langsam. Nicht als Information, die du aufnehmen musst, sondern als Begegnung. Bei jedem Abschnitt: Halte inne. Spüre in die beschriebene Region. Frage dich: *Wie ist das bei mir?*

Manche Passagen werden dich berühren. Manche werden dich kaltlassen. Manche werden Widerstand auslösen. All das ist Information. Dein Körper antwortet bereits, während du liest.

»Der Weg beginnt. Dein Körper ist Weg und Ziel zugleich.«

Kapitel 14

Die Tore

Die Halswirbelsäule (C0–C7)

Archetypen: Der Seher • Der Kommunikator

Stell dir ein mittelalterliches Schloss vor. Um hineinzugelangen, musst du durch mehrere Tore, und an jedem steht eine Wache, die entscheidet, wer oder was passieren darf.

Deine Halswirbelsäule ist solch ein Torweg. Sie ist der Engpass zwischen Kopf und Körper, zwischen Denken und Fühlen, zwischen Geist und Materie. Alles, was nach oben will (Blut, Nervenimpulse, Energie), muss hier durch. Alles, was nach unten will (Befehle, Entscheidungen, Worte), muss hier durch.

Und wie bei einem echten Schlosstor: Manchmal sind die Tore weit offen. Manchmal halb geschlossen. Manchmal verbarrikadiert.

Die Anatomie der Tore

Die Halswirbelsäule besteht aus sieben Wirbeln, von C1 bis C7, plus dem Schädel selbst (C0/Occiput). Es ist der beweglichste Abschnitt der Wirbelsäule und zugleich der verletzlichste.

C0, das Occiput (Hinterhauptbein): Nicht Teil der Wirbelsäule im engeren Sinn, aber funktionell untrennbar. Hier endet der Schädel, hier beginnt die Wirbelsäule. Das atlanto-okzipitale Gelenk erlaubt das Nicken, das Ja-Sagen.

C1, der Atlas: Benannt nach dem griechischen Titanen, der das Himmelsgewölbe trägt. Der Atlas trägt deinen Schädel, etwa 5 kg, das Gewicht einer Bowlingkugel. Er hat keinen Wirbelkörper. Er ist ein Ring, eine Krone.

C2, der Axis: Hat einen zahnartigen Fortsatz (Dens), um den sich der Atlas dreht. Dieses Gelenk ermöglicht das Kopfschütteln, das Nein-Sagen. Atlas und Axis zusammen ermöglichen das Ja und das Nein des Lebens.

C3–C7, die mittlere und untere HWS: Zunehmend kräftiger werdende Wirbel, die zum Übergang in die Brustwirbelsäule führen. C7 (Vertebra prominens) ist meist deutlich tastbar: der »Hervorstehende«, oft der erste Wirbel, den Menschen an sich selbst spüren.

◆ Die HWS in Zahlen

Wirbel: 7 (C1–C7) + Schädelbasis (C0)

Spinalnerven: 8 Paare (C1–C8)

Bewegungsumfang: ca. 80° Flexion/Extension, 90° Rotation, 45° Seitneigung

Besonderheit: Beweglichster und verletzlichster Wirbelsäulenabschnitt

Der Seher (C0–C3): Das obere Tor

Die obersten Segmente sind das Reich des Sehers, des Archetyps, der mit Klarheit, Übersicht und Verbindung zum Höheren zu tun hat.

C0 – Das große Tor

Anatomie: Schädelbasis, Hinterhauptbein, atlanto-okzipitales Gelenk

Themen: Verbindung zum Transzendenten, zum »Größeren«, zum Sinn des Lebens. Kontrolle vs. Hingabe. Das große Ja zum Leben.

Wenn blockiert: Gefühl der Abgetrenntheit, existenzielle Leere, Überkontrolle, Kopfschmerzen im Hinterkopf, Schwindel

Die Frage: »Bin ich verbunden mit etwas Größerem als mir selbst? Kann ich Ja sagen zum Leben, wie es ist?«

C1 – Der Träger der Welt

Anatomie: Atlas, ringförmig, trägt den Schädel

Themen: Das Gewicht der Welt tragen oder ablegen. Verantwortung für alles übernehmen. Identität und Selbstbild. Der erste Eindruck, den du machst.

Wenn blockiert: Gefühl, alles tragen zu müssen. Migräne. Schwierigkeiten, den Kopf hochzuhalten (im wörtlichen und übertragenen Sinn). Identitätskrisen.

Die Frage: »Trage ich das Gewicht, das mir gehört, oder auch das anderer? Wer bin ich unter all dem?«

C2 – Der Dreher des Blicks

Anatomie: Axis mit Dens, ermöglicht Rotation

Themen: Ja und Nein sagen können. Entscheidungsfähigkeit. Den Kopf drehen und neue Perspektiven einnehmen. Flexibilität im Denken.

Wenn blockiert: Entscheidungsschwierigkeiten. Starrheit im Denken. Nicht Nein sagen können. Eingeschränkte Kopfrotation.

Die Frage: »Kann ich klar Ja und Nein sagen? Bin ich flexibel genug, andere Perspektiven zu sehen?«

C3 – Das innere Auge

Anatomie: Erster »typischer« Halswirbel, Plexus cervicalis

Themen: Intuition, inneres Sehen, Wahrnehmung jenseits der fünf Sinne. Das Gesicht, das du der Welt zeigst.

Wenn blockiert: Abgeschnittene Intuition. Gesichtsneuralgien. Akne, Hautprobleme im Gesicht (das Gesicht als Spiegel innerer Zustände).

Die Frage: »Vertraue ich meiner Intuition? Zeige ich der Welt mein wahres Gesicht?«

■ Fallbeispiel: Der Mann, der alles trug

Thomas, 48, Geschäftsführer, kam mit chronischen Migränen. Immer rechtsseitig, immer am Hinterkopf beginnend. Neurologisch ohne Befund.

Im Scan zeigte sich C1 tiefrot. Als ich ihn fragte, was er trage, brach er fast zusammen: Drei Firmen, ein krankes Kind, eine Ehe in der Krise, alternde Eltern. »Ich halte alles zusammen«, sagte er. »Wenn ich loslasse, fällt alles auseinander.«

Die Arbeit bestand nicht darin, ihm die Lasten zu nehmen, sondern zu erkennen, welche davon wirklich seine waren. Sein Atlas hatte gelernt, das Gewicht der ganzen Welt zu tragen. Er durfte lernen, nur seinen Himmel zu halten, nicht den aller anderen.

Der Kommunikator (C4–C7): Das untere Tor

Die unteren Halssegmente sind das Reich des Kommunikators, des Archetyps, der mit Ausdruck, Stimme und Wahrheit zu tun hat. Hier sitzt die Kehle, das Tor der Sprache.

C4 – Die Stimme

Anatomie: Verbindung zum Zwerchfellnerv (Nervus phrenicus), Kehlkopfbereich

Themen: Die eigene Stimme finden. Sprechen und Schweigen. Atem als Träger der Stimme. Authentischer Ausdruck.

Wenn blockiert: Heiserkeit ohne organische Ursache. Atemnot. Nicht sagen können, was man fühlt. Schluckbeschwerden. Schilddrüsenthemen.

Die Frage: »Spreche ich meine Wahrheit? Was bleibt ungesagt?«

C5 – Der Ausdruck

Anatomie: Verbindung zu Schulter und Oberarm, häufige Bandscheibenproblematik

Themen: Kreativer Ausdruck. Das, was durch dich in die Welt will. Schöpferische Projekte. Kommunikation als Kunst.

Wenn blockiert: Kreative Blockaden. Gefühl, nichts zu sagen zu haben. Schulterschmerzen. Kribbeln an der Außenseite des Oberarms.

Die Frage: »Was will durch mich ausgedrückt werden? Erlaube ich mir kreativ zu sein?«

C6 – Die Verantwortung

Anatomie: Häufigste Stelle für HWS-Probleme, Dermatom bis Daumen

Themen: Verantwortung übernehmen für das, was man sagt und tut. Zuverlässigkeit. Aber auch: Überverantwortung, Kontrolle.

Wenn blockiert: Nackensteifigkeit. Schulterverspannungen. Karpaltunnel-ähnliche Symptome. Gefühl, »den Hals nicht voll zu kriegen« oder umgekehrt: »Alles hängt mir zum Hals raus«.

Die Frage: »Wofür übernehme ich Verantwortung, und wofür nicht? Trage ich nur meine eigene?«

C7 – Die Schwelle

Anatomie: Vertebra prominens, Übergang zur BWS, oft tastbar

Themen: Schwelle zwischen Denken und Fühlen. Übergang von Kopf zu Herz. Bereitschaft, vom Kopf ins Herz zu gehen, oder umgekehrt.

Wenn blockiert: »Nackenprobleme«, Verspannungen am Übergang. Gefühl der Trennung zwischen Denken und Fühlen. Schwierigkeiten, »ins Herz zu kommen«.

Die Frage: »Kann ich von meinem Kopf in mein Herz gehen? Oder halte ich beides getrennt?«

● Übung: Die Tore öffnen

Setze oder stelle dich aufrecht hin. Schließe die Augen.

1. Spüre deinen Nacken. Ohne zu urteilen: Wie fühlt er sich an? Frei? Eng? Hart? Weich?

2. Nicke langsam, ein sanftes Ja. Spüre die Bewegung im obersten Gelenk (C0/C1). Wie leicht fällt dir das Ja-Sagen?

3. Drehe den Kopf langsam nach rechts, dann nach links, ein sanftes Nein. Spüre C1/C2. Wie leicht fällt dir das Nein-Sagen? Ist eine Seite freier?

4. Lege eine Hand auf deine Kehle. Summe sanft. Spüre die Vibration. Lass sie sich in alle Segmente deines Halses ausbreiten.

5. Frage innerlich: »Was will durch diese Tore fließen? Was halte ich zurück?«

Lass jede Antwort zu, als Bild, Gefühl, Wort oder Körperempfindung.

Kapitel 15

Die Brücken

Die obere Brustwirbelsäule (Th1–Th4)

Archetyp: Der Liebende

Zwischen dem Nacken und dem Herzen liegt eine Brücke. Diese Region verbindet, was oft getrennt scheint: Denken und Fühlen, Kopf und Herz, Ich und Du.

Die obere Brustwirbelsäule ist das Reich des Liebenden. Hier, zwischen den Schulterblättern, liegt das Tor zum Herzen. Hier entscheidet sich, ob du dich öffnest oder schließt, ob du Liebe geben und empfangen kannst oder ob du dein Herz mit einem Panzer aus Muskeln und Faszien schützt.

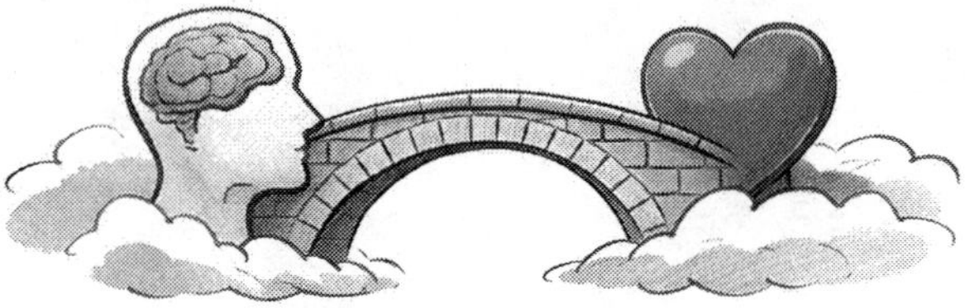

Die Anatomie der Brücken

Th1–Th4 bilden den Übergang von der beweglichen HWS zur stabileren BWS. Diese Region ist geprägt von:

- **Den ersten vier Rippenpaaren:** Sie umschließen den oberen Brustkorb und schützen Herz und Lunge
- **Der Schulterblatt-Aufhängung:** Die Rhomboiden, der Trapezius, der Levator scapulae: Alle haben hier Ansatzpunkte
- **Der kardialen Innervation:** Die Herznerven entspringen hier, das Herz hat seine neurologische Adresse in Th1–Th4
- **Der Lungenspitzen:** Auch die oberen Lungenflügel werden von hier innerviert. Atem und Herz sind hier vereint

Es ist kein Zufall, dass so viele Menschen »Verspannungen zwischen den Schulterblättern« haben. Diese Region trägt nicht nur mechanische Last. Sie trägt die Last des Herzens.

Der Liebende: Das offene Herz

Der Liebende ist der Archetyp der Beziehung, zu anderen und zu sich selbst. In seinem Gleichgewicht ist das Herz offen: Es kann lieben und geliebt werden, geben und empfangen, sich verbinden ohne sich zu verlieren.

Im Ungleichgewicht gibt es zwei Pole:

- **Das verschlossene Herz:** Panzerung, Rückzug, Angst vor Verletzung. Die Schultern rollen nach vorne, der Brustkorb wird eng, das Herz wird geschützt und zugleich isoliert.

- **Das überoffene Herz:** Keine Grenzen, alles geben, sich selbst verlieren in der Liebe zu anderen. Der Brustkorb öffnet sich zu sehr, die Rückenmuskulatur ist schwach, der Schutz fehlt.

»Ein gesundes Herz ist weder gepanzert noch ungeschützt. Es kann sich öffnen und schließen, je nachdem, was die Situation erfordert.«

Th1 – Die Schwelle zum Herzen

Anatomie: Übergang HWS/BWS, erste Rippe, Verbindung zum Arm

Themen: Der Übergang vom Denken zum Fühlen. Bereitschaft, ins Herz zu gehen. Der erste Schritt in die Verletzlichkeit.

Wenn blockiert: Schmerzen im Schulter-Nacken-Übergang. Gefühl, nicht ins Herz zu kommen. Armbeschwerden (Kribbeln an der Innenseite des Unterarms).

Die Frage: »Bin ich bereit, vom Kopf ins Herz zu gehen? Was hält mich an der Schwelle?«

Th2 – Das Herz selbst

Anatomie: Direkte Herzinnervation, zweites Rippenpaar

Themen: Die Kernthemen des Herzens: Liebe, Mitgefühl, Selbstliebe. Die Fähigkeit, emotional berührt zu werden.

Wenn blockiert: Herzrasen ohne organische Ursache. Gefühl von »Herzschmerz«. Schwierigkeiten, Liebe anzunehmen oder zu geben.

Die Frage: »Kann ich lieben? Kann ich mich lieben lassen? Wo ist mein Herz verschlossen?«

Th3 – Der Atem des Herzens

Anatomie: Lunge und Herz, Brustkorbbewegung

Themen: Der Atem als Brücke. Die Verbindung von Lebensenergie (Atem) und Lebensgefühl (Herz). Raum nehmen dürfen.

Wenn blockiert: Flache Atmung. Engegefühl in der Brust. Nicht tief einatmen können. Trauer, die nicht geweint werden kann.

Die Frage: »Erlaube ich mir, tief zu atmen? Darf ich Raum einnehmen?«

Th4 – Die Arme des Herzens

Anatomie: Verbindung zu den Schulterblättern, Einfluss auf die Arme

Themen: Das Herz durch die Arme in die Welt bringen. Umarmen und umarmt werden. Geben und Nehmen in Beziehungen.

Wenn blockiert: Schmerzen zwischen den Schulterblättern. Schwierigkeiten, andere zu umarmen oder Umarmungen anzunehmen. Gefühl, nicht genug zu bekommen oder zu viel zu geben.

Die Frage: »Gebe ich und empfange ich in Balance? Kann ich umarmen und mich umarmen lassen?«

■ Fallbeispiel: Die Frau mit dem Panzer

Elena, 35, kam mit chronischen Schmerzen zwischen den Schulterblättern. Kein Arzt, kein Physiotherapeut konnte helfen. Die Muskeln waren hart wie Stein.

Im Scan leuchtete die gesamte Region Th1–Th4 dunkelrot. Als ich sie fragte, wann es angefangen hatte, sagte sie: »Nach der Scheidung. Vor fünf Jahren.«

Ihr Körper hatte einen Panzer gebaut, unbewusst, aber wirksam. Niemand sollte mehr an ihr Herz kommen. Der Preis: Sie kam auch selbst nicht mehr ran. Die Schmerzen waren das Klopfen ihres eigenen Herzens an die Wand, die sie errichtet hatte.

Die Arbeit war behutsam: Nicht den Panzer einreißen, sondern eine Tür einbauen. Eine Tür, die sie selbst kontrollieren konnte, die sie öffnen konnte, wenn sie wollte, und schließen, wenn sie musste.

● Übung: Den Herzraum öffnen

Sitze oder stehe aufrecht. Lege beide Hände übereinander auf dein Brustbein.

1. Spüre die Wärme deiner Hände auf deiner Brust. Atme langsam.

2. Beim Einatmen: Stelle dir vor, wie sich dein Herzraum sanft weitet: nach vorne, zur Seite, nach hinten zwischen die Schulterblätter.

3. Beim Ausatmen: Lass los, ohne zusammenzufallen. Halte den Raum, den du geschaffen hast.

4. Nach einigen Atemzügen: Lass ein Bild aufsteigen. Wer oder was darf in diesen Herzraum eintreten? Wer oder was nicht?

5. Frage dein Herz: »Was brauchst du, um dich sicher genug zu fühlen, dich zu öffnen?«

Nimm jede Antwort an, ohne Urteil und ohne Druck.

Kapitel 16

Der Tempel

Die mittlere Brustwirbelsäule (Th5–Th9)

Archetyp: Der Transformator

Im Inneren deines Körpers liegt ein Tempel, ein heiliger Raum, in dem Verwandlung geschieht. Hier, in der Mitte deines Rumpfes, werden die Dinge des Lebens verdaut: Nahrung, ja, aber auch Erfahrungen, Eindrücke, Emotionen.

Die mittlere Brustwirbelsäule ist das Reich des Transformators, des Archetyps, der mit Macht, Wille und Verdauung zu tun hat. Hier liegt der Solarplexus, das »Sonnengeflecht«, das Zentrum deiner persönlichen Kraft.

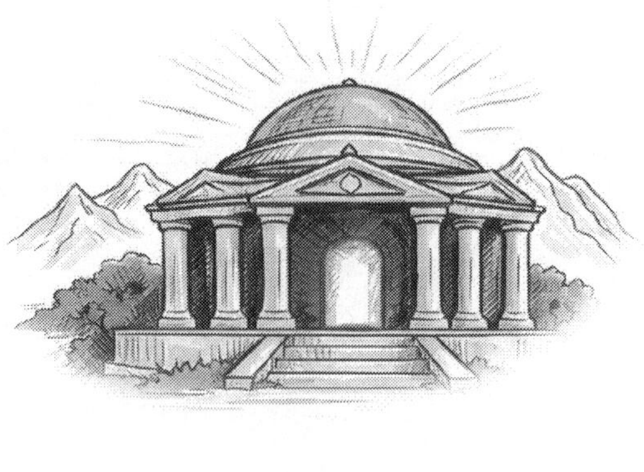

Die Anatomie des Tempels

Th5–Th9 sind die mittleren Brustwirbel, der stabilste Teil der Wirbelsäule, geschützt vom Brustkorb. Doch gerade diese Stabilität kann zur Stagnation werden.

Von hier aus werden die wichtigsten Verdauungsorgane innerviert:

- **Magen (Th5–Th9):** Das Organ, das als erstes aufnimmt und verdaut. Hier landen alle »unverdaulichen« Erfahrungen.
- **Leber (Th6–Th9):** Das größte innere Organ, zuständig für Entgiftung und Stoffwechsel. In der TCM der Sitz des Zorns.
- **Gallenblase (Th6–Th9):** Speichert und konzentriert die Galle. Sprichwörtlich verbunden mit Bitterkeit und Groll.
- **Milz/Pankreas (Th6–Th9):** Blutreinigung und Blutzuckerregulation. In der TCM verbunden mit Grübeln und Sorge.

◆ Organ-Segment-Zuordnung

Segment	Organe	Emotionen (TCM)
Th5–Th6	Magen, Solarplexus	Sorge, Grübeln, Angst
Th6–Th8	Leber, Gallenblase	Zorn, Frustration, Groll
Th7–Th9	Milz, Pankreas	Grübeln, Sorge, Süßhunger

Der Transformator: Die innere Sonne

Der Transformator ist der Archetyp der persönlichen Macht. Er ist das Feuer, das verdaut, umwandelt, in Energie verwandelt. Sein Symbol ist die Sonne, daher »Solarplexus«.

In seinem Gleichgewicht ist der Transformator stark, aber nicht überwältigend. Er kann sich durchsetzen, ohne zu dominieren. Er kann verdauen, was das Leben ihm bringt, auch das Schwere.

Im Ungleichgewicht zeigt sich:

- **Zu viel Feuer:** Kontrollzwang, Wut, Aggression, Machtmissbrauch, »verbrennen«
- **Zu wenig Feuer:** Machtlosigkeit, Opferrolle, Verdauungsprobleme, chronische Müdigkeit, Erschöpfung

Th5 – Das Tor zur Mitte

Themen: Übergang vom Herz in die Mitte. Der Moment, wo Emotionen in Körperempfindungen übergehen. »Es schlägt mir auf den Magen.«

Wenn blockiert: Sodbrennen, saures Aufstoßen, Gefühl eines Kloßes im Oberbauch. Schwierigkeiten, Emotionen zu »verdauen«.

Die Frage: »Was kann ich nicht schlucken? Was liegt mir im Magen?«

Th6–Th7 – Das Sonnengeflecht

Themen: Persönliche Macht. Wille. Selbstbehauptung. Die Fähigkeit, »Nein« zu sagen und es auch zu meinen. Grenzen setzen.

Wenn blockiert: Magen-Darm-Beschwerden. Leber- und Gallenprobleme. Gefühl der Ohnmacht oder des Kontrollverlusts. Oder: Überkontrolle, alles im Griff haben müssen.

Die Frage: »Wo gebe ich meine Macht ab? Wo missbrauche ich sie? Kann ich mich behaupten, ohne zu kämpfen?«

Th8–Th9 – Der Entgifter und der Speicher

Themen: Die Fähigkeit, Erfahrungen zu verarbeiten. Loszulassen, was nicht mehr dient. Zu assimilieren, was nährt. Entgiftung, körperlich und emotional.

Wenn blockiert: Verdauungsprobleme aller Art. Blähungen. Übelkeit. Unfähigkeit loszulassen. Festhalten an altem Groll. Bitterkeit.

Die Frage: »Was muss ich verdauen? Was halte ich fest, das längst losgelassen werden will?«

■ Fallbeispiel: Der geschluckte Zorn

Michael, 52, Manager, kam mit chronischen Rückenschmerzen in der mittleren BWS und, wie sich herausstellte, seit Jahren mit Magenproblemen. »Ich halte das aus«, war sein Mantra.

Im Scan explodierte Th7 förmlich in Orange und Rot. Als ich ihn fragte, worauf er wütend sei, lachte er zunächst. »Auf nichts. Ich bin nie wütend.«

Aber sein Körper erzählte eine andere Geschichte. Dreißig Jahre in einem Unternehmen, das seine Werte mit Füßen trat. Dreißig Jahre geschluckter Zorn. Seine Leber war vergrößert, seine Gallenblase voller Steine. Sein Körper hatte den Zorn gespeichert, den er nicht fühlen durfte.

Die Arbeit bestand nicht darin, ihn wütend zu machen, sondern ihm zu erlauben, die Wut zu spüren, die längst da war. Und dann: sie konstruktiv zu nutzen. Für Veränderung. Für Grenzen. Für sein Leben.

● Übung: Das innere Feuer

Sitze aufrecht. Lege beide Hände auf deinen Oberbauch, knapp unter dem Brustbein.

1. Spüre diese Region. Wie fühlt sie sich an? Warm? Kalt? Hart? Weich? Voll? Leer?

2. Stelle dir in diesem Bereich eine goldene Sonne vor, dein persönliches Kraftzentrum. Wie groß ist sie? Wie hell?

3. Beim Einatmen: Die Sonne wird heller, wärmer, größer.

4. Beim Ausatmen: Sie strahlt ihre Wärme in den ganzen Bauchraum aus.

5. Frage dein Kraftzentrum: »Was brauchst du, um vollständig zu brennen?«

Lass die Antwort kommen, ohne sie zu zensieren.

Kapitel 17

Der Weg

Die untere BWS und Lendenwirbelsäule (Th10–L5)

Archetypen: Der Krieger • Der Schöpfer

Es gibt einen Weg, den nur du gehen kannst. Einen Lebensweg, der durch dich hindurch will, mit allen Hürden und Krisen und mit seinen Siegen. Die untere Wirbelsäule ist dieser Weg, verkörpert.

Hier, im unteren Rücken, trägst du die Last deines Lebens, buchstäblich. Hier entscheidet sich, ob du stabil stehst oder wackelst. Hier sitzt die Kraft, vorwärtszugehen, oder die Angst, die dich zurückhält.

Es ist kein Zufall, dass Rückenschmerzen im unteren Rücken die häufigste Schmerzbeschwerde überhaupt sind. Diese Region trägt nicht nur Körpergewicht. Sie trägt Existenz.

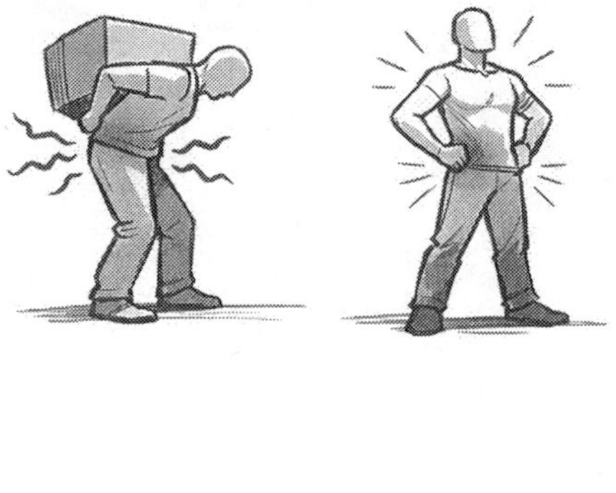

Die Anatomie des Weges

Die untere BWS (Th10–Th12)

Der Übergang zur LWS. Hier liegen die Nieren und Nebennieren, die Organe, die mit Lebensenergie und Stress zu tun haben.

- **Nieren:** Filterorgane, aber auch Speicher der Lebensessenz (in der TCM). Verbunden mit Angst und Willenskraft.
- **Nebennieren:** Produzieren Adrenalin und Cortisol. Die Organe der Stressreaktion. Bei chronischem Stress: erschöpft.

Die Lendenwirbelsäule (L1–L5)

Die fünf Lendenwirbel sind die größten und kräftigsten der gesamten Wirbelsäule, und sie müssen es sein. Sie tragen das Gewicht des gesamten Oberkörpers und übertragen es auf das Becken.

Typische Probleme: Bandscheibenvorfälle, Ischiasbeschwerden, chronische Verspannungen der Lendenmuskulatur, Facettengelenkarthrose.

Die LWS hat die schwierigste Aufgabe: Stabilität *und* Beweglichkeit gleichzeitig. Sie muss halten und loslassen. Sie muss tragen und bewegen.

Der Krieger (Th10–L1): Die Existenz

Der Krieger ist der Archetyp des Überlebens. Er kämpft für das, was wichtig ist. Er verteidigt Grenzen. Er stellt sich der Bedrohung.

Im Gleichgewicht: Gesunde Kampfbereitschaft, wenn nötig. Resilienz. Durchhaltevermögen. Vertrauen, dass du überleben wirst.

Im Ungleichgewicht:

- **Überaktiv:** Ständiger Kampfmodus. Dauerstress. Erschöpfung der Nebennieren. Nicht abschalten können. Alles ist Bedrohung.
- **Unteraktiv:** Aufgeben. Depression. Existenzangst ohne Handlungsfähigkeit. Gefühl, nicht überleben zu können.

Th10–Th11 – Der Stresssensor und der Filter

Themen: Stressregulation. Kampf-oder-Flucht. Energie und Erschöpfung. Das Gefühl, unter Dauerdruck zu stehen.

Wenn blockiert: Chronische Müdigkeit. Burnout. Erhöhter Blutdruck. Schlafstörungen. Nicht runterkommen können.

Die Frage: »Bin ich im Kampfmodus, auch wenn kein Kampf ist? Kann ich mich sicher genug fühlen, um zu ruhen?«

Th12–L1 – Die Existenzzone

Themen: Grundsicherheit. Existenzängste. Finanzielle Sorgen. Materielle Sicherheit. Das Gefühl, genug zu haben, oder eben nicht.

Wenn blockiert: Tiefe Rückenschmerzen im thorako-lumbalen Übergang. Angst, nicht zu überleben. Finanzielle Panik. Klammern an Sicherheiten.

Die Frage: »Fühle ich mich sicher in meiner Existenz? Vertraue ich, dass das Leben mich trägt?«

Der Schöpfer (L2–L5): Die Bewegung

Der Schöpfer ist der Archetyp der Kreativität, der Bewegung vorwärts, der Lebensfreude. Er will erschaffen, gestalten, sich bewegen, im Leben wie im Körper.

Im Gleichgewicht: Kreative Energie, Freude an Bewegung, Lust am Leben, Fähigkeit, Neues zu beginnen.

Im Ungleichgewicht:

- **Blockiert: Gefühl des Feststeckens.** Nicht vorwärtskommen. Kreative Blockaden. »Ich weiß nicht, wohin.« Kreuzschmerzen.
- **Überaktiv:** Rastlosigkeit. Nicht stillsitzen können. Ständig auf der Suche. Keine Erdung.

L3 – Die Mitte

Themen: Sexualität und Kreativität. Die Kraft, Neues zu erschaffen: ein Kind, ein Projekt, ein Leben. Lustvolles Sein.

Wenn blockiert: Schmerzen in der mittleren LWS. Sexuelle Dysfunktion. Kreative Blockaden. Lustlosigkeit.

Die Frage: »Erlaube ich mir Lust? Was will durch mich geboren werden?«

L4 – Der Schritt

Themen: Vorwärtsgehen im Leben. Den nächsten Schritt machen. Stabilität während der Bewegung. Flexibilität trotz Sicherheit.

Wenn blockiert: Neben L5/S1 die häufigste Stelle für Bandscheibenvorfälle. Ischiasschmerzen. Gefühl, nicht vorwärtszukommen. Angst vor dem nächsten Schritt.

Die Frage: »Was hindert mich am nächsten Schritt? Was brauche ich, um weiterzugehen?«

L5 – Das Fundament

Themen: Der Übergang zum Sakrum. Die Verbindung von Bewegung und Verwurzelung. Die Basis für alles, was darauf steht.

Wenn blockiert: ISG-Probleme. Schmerzen im unteren Rücken. Instabilität. Gefühl, keinen festen Stand zu haben.

Die Frage: »Steht mein Lebensweg auf einem stabilen Fundament? Was trägt mich?«

■ Fallbeispiel: Die Frau, die nicht weitergehen konnte

Sandra, 41, Lehrerin, kam mit einem akuten Bandscheibenvorfall L4/L5. Der Schmerz hatte sie buchstäblich umgehauen. Von einem Moment auf den anderen konnte sie nicht mehr gehen.

Im Gespräch stellte sich heraus: Seit zwei Jahren wusste sie, dass sie ihren Beruf wechseln wollte. Seit zwei Jahren überlegte sie. Seit zwei Jahren ging sie nicht. Der Körper hatte schließlich die Entscheidung übernommen.

»Ich konnte nicht weitergehen«: Das war nicht nur eine Beschreibung des Symptoms. Es war die Wahrheit ihres Lebens.

Die körperliche Heilung war der leichtere Teil. Der schwierigere: den Mut zu finden, den nächsten Schritt zu gehen. Erst als sie kündigte, löste sich auch der chronische Rest des Schmerzes.

● Übung: Den Weg spüren

Stehe aufrecht, Füße hüftbreit. Schließe die Augen.

1. Spüre deinen unteren Rücken. Lege eventuell die Hände darauf. Wie fühlt er sich an?

2. Verlagere dein Gewicht langsam nach vorne, als würdest du gleich einen Schritt machen. Was passiert im unteren Rücken? Widerstand? Bereitschaft? Angst?

3. Zurück in die Mitte. Dann Gewicht nach hinten. Wie fühlt sich Rückzug an?

4. Zurück in die Mitte. Finde den Punkt der Balance, bereit für beides: Vorwärtsgehen und Stillstehen.

5. Frage deinen unteren Rücken: »Wohin will ich gehen? Was brauche ich für den nächsten Schritt?«

Lass die Antwort kommen, vielleicht als Bild, als Richtung, als inneres Wissen.

Von den Toren des Halses über die Brücken des Herzens und den Tempel der Mitte bis zum Weg des unteren Rückens: Die obere Hälfte deiner Wirbelsäule hat jetzt eine Stimme.

Als Nächstes kommen die Wurzeln, das Sakrum und das Steißbein, danach die Äste (Arme und Hände), die Schritte (Beine und Füße) und die besonderen Regionen von Kiefer und Verdauung.

»Der Weg führt weiter nach unten, zu den Wurzeln. Denn wer seine Wurzeln nicht kennt, kann nicht wachsen.«

Kapitel 18

Die Wurzeln

Sakrum (S1–S5) und Steißbein (Coccyx)

Archetyp: Der Verwurzelte

Am unteren Ende der Wirbelsäule liegt das Fundament, dort, wo die Säule zur Erde hin abschließt. Das Sakrum, das »heilige Bein«, ist kein Zufall so benannt: In vielen Kulturen galt es als Sitz der Lebenskraft, als Tor zur Erde, als Ankerpunkt des Seins.

Hier, zwischen den Hüftknochen eingekeilt wie ein Schlussstein in einem Bogen, trägt das Sakrum das gesamte Gewicht deines Lebens und überträgt es an die Beine, die dich durch die Welt tragen.

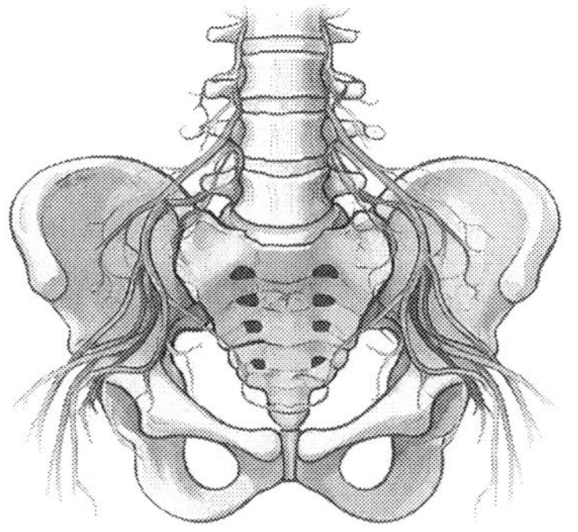

Die Anatomie der Wurzeln

Das Sakrum besteht aus **fünf miteinander verschmolzenen Wirbeln** (S1–S5). Was bei der Geburt noch getrennt ist, verschmilzt im Laufe der Kindheit zu einem einzigen, dreieckigen Knochen.

Die **Iliosakralgelenke (ISG)** verbinden das Sakrum mit den beiden Beckenschaufeln. Diese Gelenke sind minimal beweglich, nur wenige Millimeter. Doch diese winzige Bewegung ist essenziell für einen gesunden Gang, für die Stoßdämpfung beim Laufen und für die Geburt.

Das **Steißbein (Coccyx)** hängt unterhalb des Sakrums, ein Rudiment aus der Zeit, als der Mensch noch einen Schwanz hatte. Klein, oft vergessen, aber keineswegs unwichtig.

◆ Organe und Strukturen dieser Region

Beckenorgane: Blase, Enddarm, innere Geschlechtsorgane (Uterus, Eierstöcke bzw. Prostata)

Nervengeflecht: Plexus sacralis; versorgt Beine, Beckenboden, Genitalien, Blase, Darm

Muskulatur: Beckenboden, M. piriformis, Gesäßmuskulatur

Energetisch: Wurzelchakra (Muladhara): Urvertrauen, Sicherheit, Überleben

Der Verwurzelte: Erdung und Urvertrauen

Der Verwurzelte ist der Archetyp der Erdverbindung. Er steht fest, er gehört hierher, er hat ein Recht auf seinen Platz. In seinem Gleichgewicht fühlt sich das Leben sicher und getragen.

Im Ungleichgewicht:

- **Entwurzelt:** Kein Gefühl von Zugehörigkeit. Existenzängste. Das Gefühl, »nirgends hinzugehören«. Chronische Unsicherheit.
- **Übererdet:** Starre, Unbeweglichkeit, Klammern an Sicherheiten, Angst vor Veränderung, materielle Fixierung.

S1–S2 – Das Tor zu den Beinen

Anatomie: Übergang LWS/Sakrum, Ischiasnerv-Ursprung, ISG-Region

Organbezug: Blase (Entleerung), Dickdarm (unterer Abschnitt), Geschlechtsorgane

Themen: Stabilität und Beweglichkeit. Verwurzelung. Sexualität als Erdkraft. Die Beine als Ausdruck des »Standhaltens«.

Wenn blockiert: ISG-Blockaden. Ischiasschmerzen. Blasenprobleme. Sexuelle Dysfunktion. Gefühl, »keinen festen Stand zu haben«.

Die Frage: »Stehe ich fest im Leben? Dürfen meine Beine mich tragen, oder trage ich zu viel?«

S3–S4 – Der Beckenboden

Anatomie: Nervenversorgung des Beckenbodens, Pudendalnerv

Organbezug: Blase (Schließmuskel), Enddarm, Genitalien, Beckenboden

Themen: Loslassen können oder festhalten. Kontrolle über elementare Körperfunktionen. Scham, Sexualität, Geburt.

Wenn blockiert: Beckenbodenverspannung. Inkontinenz oder Retention. Schmerzen beim Sitzen. Geburtstraumata. Sexuelle Scham.

Die Frage: »Kann ich loslassen? Oder halte ich aus Angst vor Kontrollverlust fest?«

S5 & Coccyx – Der Anker

Anatomie: Steißbein, Ansatzpunkt für Beckenboden und Glutealmuskulatur

Themen: Urvertrauen. Die allerersten Prägungen: pränatal, Geburt, erste Lebenswochen. Zugehörigkeit zur Familie, zum Leben, zur Erde.

Wenn blockiert: Steißbeinschmerzen (oft nach Stürzen, aber auch emotional). Tiefe Unsicherheit. Bindungsstörungen. Das Gefühl, »nicht ganz hier zu sein«.

Die Frage: »Gehöre ich hierher? Bin ich willkommen auf dieser Erde?«

■ Fallbeispiel: Der Mann ohne Boden

Robert, 38, Unternehmer, kam mit chronischen ISG-Schmerzen und einem seltsamen Symptom: Er konnte nicht länger als fünf Minuten sitzen, ohne Panik zu bekommen. Die Ärzte fanden nichts.

Im Scan war das gesamte Sakrum dunkel, fast unsichtbar, als wäre es nicht da. Als ich fragte, wie seine frühe Kindheit war, brach er ab. Adoption. Waisenhaus. Drei verschiedene Pflegefamilien vor dem sechsten Lebensjahr.

Sein Körper hatte nie gelernt, dass die Erde sicher ist. Sitzen, also sich niederlassen, fühlte sich gefährlich an, weil er nie einen Ort hatte, an dem er bleiben durfte.

Die Arbeit war langsam und behutsam: Zuerst die Füße spüren. Dann den Kontakt zur Unterlage. Dann, irgendwann, das Sakrum als Anker erlauben. Es dauerte Monate. Aber als er zum ersten Mal eine halbe Stunde sitzen konnte, weinte er. »Ich bin endlich angekommen«, sagte er.

● Übung: Die Wurzeln spüren

Sitze auf einem Stuhl oder Kissen. Spüre bewusst deine Sitzknochen, die beiden Punkte, auf denen dein Gewicht ruht.

1. Schließe die Augen. Atme tief. Spüre das Sakrum, das Dreieck zwischen deinen Sitzknochen.

2. Stelle dir vor, aus diesem Dreieck wächst eine Wurzel nach unten, durch den Stuhl, durch den Boden, tief in die Erde.

3. Mit jedem Ausatmen wächst die Wurzel tiefer. Sie findet dunkle, warme, nährende Erde.

4. Mit jedem Einatmen steigt Nährung aus der Erde hoch, durch die Wurzel, ins Sakrum, in den ganzen Körper.

5. Frage deine Wurzeln: »Was braucht ihr, um tief zu wachsen?«

Kapitel 19

Die Äste

Arme und Hände: Verbindung zu C5–Th1

Archetyp: Der Gebende • Der Empfangende

Wenn die Wirbelsäule der Stamm ist, dann sind die Arme die Äste. Sie wachsen aus dem Stamm heraus, strecken sich der Welt entgegen, greifen nach Nahrung, nach Kontakt, nach dem, was du zum Leben brauchst.

Die Arme sind die Werkzeuge des Herzens. Mit ihnen umarmst du, stößt weg, erschaffst und zerstörst. Sie sind der sichtbare Ausdruck deiner inneren Bewegungen.

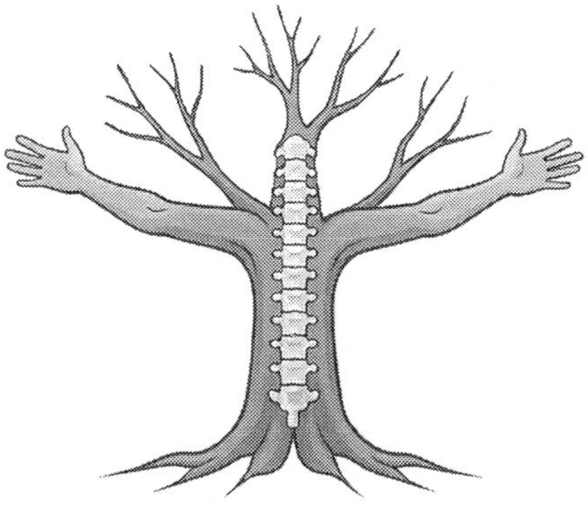

Die Verbindung zur Wirbelsäule

Die Nerven der Arme entspringen dem Plexus brachialis, einem Nervengeflecht, das aus den Segmenten C5 bis Th1 gespeist wird. Jedes Segment hat seinen eigenen Versorgungsbereich:

◆ Segment-Arm-Zuordnung

Segment	Dermatom/Bereich	Funktion
C5	Schulter, Oberarm außen	Arm heben, Schulterabduktion
C6	Daumen, Unterarm Daumenseite	Ellbogenbeugung, Handgelenkstreckung
C7	Mittelfinger, Handrücken	Ellbogenstreckung, Fingerstreckung
C8	Kleinfinger, Unterarm Kleinfingerseite	Fingerbeugung, Handkraft
Th1	Unterarm innen, Ellenbogen innen	Feine Handbewegungen, Spreizung

Klinische Bedeutung: Ein Bandscheibenvorfall C6/C7 kann Taubheit im Mittelfinger und Schwäche beim Strecken des Arms verursachen. Die Wirbelsäule spricht durch die Hände.

Der Gebende und der Empfangende

Die Arme bewegen sich in zwei Grundrichtungen: *Geben* (von mir weg) und *Empfangen* (zu mir hin). Gesunde Arme können beides, fließend und ohne Anstrengung.

- **Die rechte Seite:** Oft verbunden mit dem »männlichen« Prinzip: Handeln, Geben, Erschaffen, in die Welt gehen
- **Die linke Seite:** Oft verbunden mit dem »weiblichen« Prinzip: Empfangen, Annehmen, Intuition, Nähren

(Diese Zuordnung ist symbolisch und kulturell geprägt, nicht anatomisch. Dennoch zeigt sie sich häufig in der Körperarbeit.)

Die Schulter – Das Lastgelenk

Anatomie: Kugelgelenk mit maximalem Bewegungsumfang, aber minimaler knöcherner Sicherung

Themen: Lasten tragen. Verantwortung übernehmen. Das Gewicht der Welt auf den Schultern. Aber auch: Freiheit der Bewegung, Raum nehmen dürfen.

Wenn blockiert: Frozen Shoulder. Impingement. Schulterschmerzen. Das Gefühl, »zu viel auf den Schultern zu tragen«.

Die Frage: »Welche Lasten trage ich, die nicht meine sind? Darf ich meine Arme frei bewegen?«

Der Ellbogen – Die Grenze

Anatomie: Scharniergelenk, Beugung und Streckung, Rotation des Unterarms

Themen: Grenzen setzen. Sich Raum verschaffen (»Ellbogen ausfahren«). Die Kraft, etwas zu sich zu ziehen oder wegzustoßen.

Wenn blockiert: Tennisellenbogen, Golferellenbogen. Überlastung durch repetitive Bewegung oder durch wiederholte Grenzverletzung.

Die Frage: »Wo muss ich mich durchsetzen? Wo fehlen mir Grenzen?«

Die Hand – Das Werkzeug

Anatomie: 27 Knochen, 36 Gelenke: das komplexeste Bewegungsorgan des Körpers

Themen: Begreifen, Be-greifen, Er-greifen. Die Hand macht das Innere sichtbar. Handschrift ist Seelenschrift. Gesten sind Sprache.

- **Daumen (C6):** Das Ich. Identität. Einzigartigkeit des Menschen.
- **Zeigefinger (C6–C7):** Richtung, Anklage, Autorität. »Du sollst!«
- **Mittelfinger (C7):** Struktur, Mitte, Balance. Auch: Aggression, Ablehnung.
- **Ringfinger (C8):** Bindung, Beziehung, Versprechen.
- **Kleinfinger (C8):** Kommunikation, feine Wahrnehmung, Intuition.

■ Fallbeispiel: Die Hände, die nicht empfangen konnten

Marianne, 55, litt seit Jahren an Karpaltunnelsyndrom, beidseitig. Operationen hatten nur kurz geholfen. Ihre Hände waren taub und kraftlos.

Im Scan zeigte sich: C6–C8 auf beiden Seiten orange bis rot. Als ich sie fragte, was ihre Hände nicht empfangen dürften, wurde sie still. »Hilfe«, flüsterte sie dann. »Ich kann keine Hilfe annehmen. Ich muss alles selbst machen.«

Die Hände waren ihr Leben lang nur Geber gewesen. Vier Kinder großgezogen, pflegebedürftige Eltern versorgt, im Beruf andere unterstützt. Aber empfangen? Das war verboten.

Die Taubheit war eine Körpermetapher: Wer nicht empfangen darf, verliert das Gefühl in den Händen. Die Arbeit bestand darin, ihr zu erlauben, die Hände zu öffnen, nicht zum Geben, sondern zum Empfangen.

● Übung: Geben und Empfangen

Sitze aufrecht, Hände auf den Oberschenkeln, Handflächen nach oben geöffnet.

1. Spüre deine Hände. Wie fühlen sie sich an? Warm? Kalt? Kribbeln?

2. Beim Einatmen: Stelle dir vor, du empfängst etwas Wertvolles in deine offenen Hände: Licht, Wärme, Liebe.

3. Beim Ausatmen: Drehe die Hände um, Handflächen nach unten. Gib etwas von dieser Energie weiter in die Welt.

4. Wiederhole diesen Wechsel: Empfangen (Handflächen oben), Geben (Handflächen unten). Spüre, welche Bewegung leichter fällt.

5. Frage deine Hände: »Was wollt ihr empfangen? Was wollt ihr geben?«

Kapitel 20

Die Schritte

Beine und Füße: Verbindung zu L2–S3

Archetyp: Der Wanderer

Wenn die Arme die Äste sind, dann sind die Beine die Wurzeln, aber Wurzeln, die gehen können. Sie verbinden dich mit der Erde und tragen dich gleichzeitig durch sie hindurch.

Die Beine sind die Organe des Vorwärtsgehens. Mit ihnen schreitest du in die Zukunft, fliehst vor der Vergangenheit, stehst deinen Mann, hältst Stand. Sie sind Bewegung und Standfestigkeit zugleich.

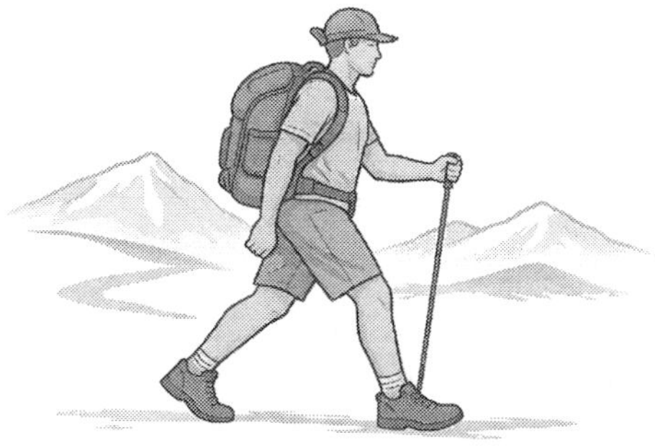

Die Verbindung zur Wirbelsäule

Die Nerven der Beine entspringen dem Plexus lumbosacralis, einem Geflecht aus den Segmenten L1 bis S3. Der **Ischiasnerv** (der größte Nerv des Körpers) ist sein Hauptvertreter.

◆ Segment-Bein-Zuordnung

Segment	Dermatom/Bereich	Funktion
L2	Oberschenkel vorne	Hüftbeugung
L3	Knie innen, Unterschenkel innen	Kniestreckung
L4	Unterschenkel innen, großer Zeh	Fußhebung
L5	Fußrücken, Zehen 2–4	Großzehenhebung, Fußaußenkante
S1	Wade, Fußsohle, kleiner Zeh	Fußsenkung, Zehenstand

Der Wanderer: Vorwärts und Standhaft

Der Wanderer ist der Archetyp des Lebensweges. Er ist unterwegs, in Bewegung, auf dem Weg zu etwas. Gleichzeitig steht er mit beiden Beinen auf der Erde.

- **Im Gleichgewicht:** Ich gehe meinen Weg. Ich stehe zu mir. Ich bewege mich vorwärts, ohne die Erde zu verlieren.
- **Blockiert (zu wenig Bewegung): Feststecken.** Kann nicht vorwärts. »Ich komme nicht vom Fleck.« Schwere Beine. Angst vor dem nächsten Schritt.
- **Blockiert (zu viel Bewegung):** Rastlosigkeit. Flucht. Nie ankommen können. Keine Wurzeln.

Die Hüfte – Das Tor zur Bewegung

Anatomie: Kugelgelenk, das Rumpf und Bein verbindet. Tiefe Muskulatur (Psoas, Piriformis).

Organbezug: Der Psoas verbindet die LWS mit dem Oberschenkel und liegt direkt neben den Bauchorganen. Niere, Darm, Fortpflanzungsorgane liegen in seiner Nähe.

Themen: Vorwärtsbewegung oder Rückzug. Der Psoas wird auch »Muskel der Seele« genannt. Er reagiert auf Angst (Zusammenziehen) und Sicherheit (Lösen).

Wenn blockiert: Hüftschmerzen. Bewegungseinschränkung. Leistenschmerzen. Piriformis-Syndrom. Das Gefühl, »gebremst« zu werden.

Die Frage: »Was hindert mich vorwärtszugehen? Wovon will ich weglaufen?«

Das Knie – Die Beugsamkeit

Anatomie: Größtes Gelenk des Körpers. Scharniergelenk mit Rotationskomponente. Meniski, Kreuzbänder.

Themen: Sich beugen können: vor dem Leben, vor anderen, vor höherer Macht. Demut vs. Sturheit. Flexibilität vs. Starre.

Wenn blockiert: Knieschmerzen. Arthrose. Meniskusschäden. »Weiche Knie« vor Angst. Oder: zu steif, um sich zu beugen.

Die Frage: »Wovor kann ich mich nicht beugen? Wo bin ich zu starr? Wo gebe ich zu schnell nach?«

Der Fuß – Der Erdkontakt

Anatomie: 26 Knochen, 33 Gelenke, über 100 Muskeln und Bänder. Gewölbekonstruktion für Stoßdämpfung.

Themen: Erdkontakt. Stand. Fundament. Die Füße sind die Sensoren für den Untergrund und Bilder für deinen Stand im Leben.

- **Ferse:** Vergangenheit, Herkunft, »wo ich herkomme«
- **Fußballen:** Gegenwart, Handeln, Aktivität
- **Zehen:** Zukunft, Richtung, wohin ich gehe

Wenn blockiert: Plantarfasziitis. Fersensporn. Hallux. Taubes Gefühl in den Füßen. Das Gefühl, »keinen Boden unter den Füßen« zu haben.

Die Frage: »Stehe ich auf sicherem Grund? Wohin tragen mich meine Füße?«

■ Fallbeispiel: Der Mann mit den tauben Füßen

Helmut, 62, Lehrer kurz vor der Pension, klagte seit Jahren über taubes Gefühl in beiden Füßen. Polyneuropathie, sagten die Ärzte, aber kein Diabetes, keine erkennbare Ursache.

Im Scan: L5 und S1 beidseitig kaum spürbar, wie abgeschaltet. Als ich fragte, was in zwei Jahren passieren würde, zuckte er zusammen. »Pension. Ich weiß nicht, wohin dann.«

Sein ganzes Berufsleben lang hatte er einen klaren Weg gehabt. Schule, Studium, Referendariat, Lehrer. Der Weg war vorgegeben. Jetzt, vor dem leeren Raum der Pension, wussten seine Füße nicht mehr, wohin. Also schalteten sie ab.

Die Arbeit bestand darin, neue Wege zu erkunden, nicht nur im Kopf, sondern buchstäblich. Spaziergänge ohne Ziel. Wandern ohne Plan. Die Füße wieder spüren lernen, auch wenn sie nicht wussten, wohin.

● Übung: Den Boden spüren

Stehe barfuß auf dem Boden. Wenn möglich auf Holz, Stein oder Erde, nicht auf Teppich.

1. Schließe die Augen. Spüre den Boden unter deinen Füßen. Welche Temperatur? Welche Textur?

2. Spüre die drei Punkte des Fußgewölbes: Ferse, Großzehballen, Kleinzehballen. Verteile dein Gewicht gleichmäßig.

3. Hebe die Zehen an und spüre, wie sich das Gewölbe aktiviert. Senke sie wieder.

4. Wiege dich langsam vor und zurück. Spüre: Was ist Vergangenheit (Ferse)? Was ist Zukunft (Zehen)? Finde die Mitte.

5. Frage deine Füße: »Wohin wollt ihr mich tragen?«

Kapitel 21

Die inneren Räume

Kiefer, Herz, Lunge, Bauchorgane

Die Organe als Resonanzräume der Seele

Die Wirbelsäule ist nicht nur ein Knochenturm. Sie ist ein Netzwerk, das jeden Winkel deines Körpers erreicht. Über die Spinalnerven und das vegetative Nervensystem verbindet sie sich mit jedem Organ, jeder Drüse, jedem Gefäß.

Die Organe sind mehr als biologische Maschinen. Sie sind Resonanzräume, in denen Emotionen, Erfahrungen und Lebensthemen widerhallen. Die alte Weisheit wusste das: Das Herz liebt, die Leber zürnt, die Nieren fürchten, der Darm verdaut nicht nur Nahrung.

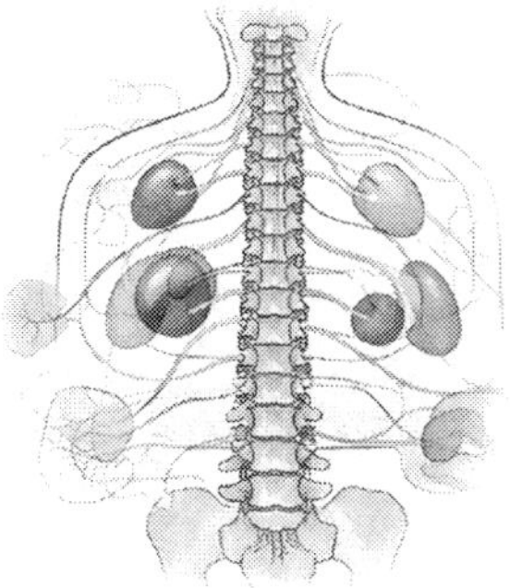

Der Kiefer – Das verschlossene Tor

Segment-Bezug: Cranium, C1–C3 (Trigeminus)

Der Kiefer ist das beweglichste Gelenk des Schädels und eines der am häufigsten verspannten. Das Kiefergelenk (TMJ) trägt enormen Druck: Beim Zähnepressen wirken Kräfte von bis zu 400 kg.

Themen: Zusammenbeißen. Durchhalten. Zähne zusammenbeißen und durch. Zurückgehaltene Aggression. Unausgesprochene Worte. Das, was man »herunterschlucken« musste.

Wenn blockiert: Bruxismus (Zähneknirschen). Kieferschmerzen. Tinnitus. Kopfschmerzen. Ohrprobleme. Nackenspannung.

Die Frage: »Was halte ich mit zusammengebissenen Zähnen zurück? Was darf nicht gesagt, nicht geschrien, nicht gebissen werden?«

Das Herz – Der zentrale Rhythmus

Segment-Bezug: Th1–Th4 (kardiale Innervation)

Das Herz ist mehr als eine Pumpe. Es hat ein eigenes Nervensystem (»Herzgehirn«) mit über 40.000 Neuronen. Es kommuniziert mit dem Gehirn und sendet mehr Signale nach oben als es empfängt.

Themen: Liebe, Trauer, Freude, Verbindung. Das Herz ist das Zentrum emotionaler Wahrheit. »Herzschmerz« ist keine Metapher. Es ist ein körperliches Erleben.

Wenn blockiert: Herzrhythmusstörungen (ohne organische Ursache). Engegefühl in der Brust. Panikattacken. Blutdruckschwankungen. Gefühl emotionaler Taubheit.

Die Frage: »Was bewegt mein Herz? Wofür schlägt es, oder hat es aufgehört zu schlagen?«

Die Lunge – Der Atem des Lebens

Segment-Bezug: C3–C5 (Zwerchfellnerv), Th1–Th6 (Lungeninnervation)

Die Lunge ist das Organ des Austauschs: Du nimmst auf (Sauerstoff) und gibst ab (Kohlendioxid). Atem ist Leben. Der erste Atemzug beginnt das Leben, der letzte beendet es.

Themen: Raum nehmen dürfen. Inspiration (wörtlich: Einatmung). Freiheit. Trauer (in der TCM ist die Lunge das Organ der Trauer).

Wenn blockiert: Flache Atmung. Atemanhalten. Asthma (emotional getriggert). Häufige Atemwegsinfekte. Gefühl, »keine Luft zu bekommen«, auch im Leben.

Die Frage: »Atme ich frei? Darf ich Raum einnehmen? Was trauere ich?«

Der Magen – Die erste Verdauung

Segment-Bezug: Th5–Th9 (Vagus + Sympathikus)

Der Magen ist der erste »Verarbeiter«: Was du aufnimmst (Nahrung, aber auch Eindrücke), muss hier erst »kleingemacht« werden, bevor es weiter kann.

Themen: »Ich kann das nicht verdauen.« »Das schlägt mir auf den Magen.« »Das ist unverdaulich.« Die Sprache weiß es.

Wenn blockiert: Sodbrennen. Gastritis. Magenkrämpfe. Übelkeit vor Prüfungen. »Schmetterlinge im Bauch« (auch der Magen fühlt Aufregung).

Die Frage: »Was kann ich gerade nicht verdauen? Was muss ich herunterschlucken, obwohl es mir nicht bekommt?«

Die Leber – Der Zornwächter

Segment-Bezug: Th6–Th9

Die Leber ist das größte innere Organ, ein chemisches Kraftwerk, das entgiftet, speichert, umwandelt. In der TCM ist sie der Sitz des Zorns und des freien Flusses der Lebensenergie (Qi).

Themen: Wut, Frustration, unterdrückte Aggression. »Es ist mir eine Laus über die Leber gelaufen.« »Mir kommt die Galle hoch.«

Wenn blockiert: Erhöhte Leberwerte (ohne Alkohol). Gallensteine. Fettleber. Spannungskopfschmerz an den Schläfen. Chronische Reizbarkeit oder Depression.

Die Frage: »Was macht mich wütend, das ich nicht ausdrücken darf? Welcher Zorn gärt in mir?«

Der Darm – Das zweite Gehirn

Segment-Bezug: Th9–Th11 (Dünndarm), Th10–L2 und S2–S4 (Dickdarm)

Der Darm hat mehr Nervenzellen als das Rückenmark: das enterische Nervensystem, oft »Bauchgehirn« genannt. Er produziert 95% des körpereigenen Serotonins. Darmgesundheit ist psychische Gesundheit.

Themen: Aufnehmen und Loslassen. Nähren und Ausscheiden. Bauchgefühl. Intuition. »Auf sein Bauchgefühl hören.«

Wenn blockiert: Reizdarm. Verstopfung. Durchfall bei Stress. Blähungen. Nahrungsmittelunverträglichkeiten. Chronische Darmentzündungen.

Die Frage: »Was halte ich fest, das losgelassen werden will? Höre ich auf mein Bauchgefühl?«

Die Nieren – Die Lebensessenz

Segment-Bezug: Th10–L1

Die Nieren filtern täglich etwa 180 Liter Blut. Sie regulieren Wasser, Elektrolyte, Blutdruck. In der TCM sind sie der Sitz der Lebensessenz (Jing), deiner tiefsten Reserven.

Themen: Angst (die Grundemotion der Nieren in der TCM). Existenzängste. Lebensenergie. Willenskraft. Langlebigkeit.

Wenn blockiert: Chronische Müdigkeit. Rückenschmerzen im thorakolumbalen Übergang. Häufiges Wasserlassen. Nächtliches Schwitzen. Angststörungen.

Die Frage: »Was raubt mir meine Lebensenergie? Welche Urängste trage ich?«

Die Blase – Das Loslassen

Segment-Bezug: S2–S4

Die Blase ist ein Speicher- und Entleerungsorgan. Sie sammelt, hält und lässt los, wenn die Zeit dafür reif ist.

Themen: Kontrolle über das Loslassen. Territorium markieren. »Das Wasser nicht halten können« vor Angst oder Aufregung.

Wenn blockiert: Reizblase. Häufiger Harndrang. Harnverhalten. Wiederkehrende Blasenentzündungen. Nächtliches Einnässen (bei Kindern oft emotional).

Die Frage: »Was halte ich zurück aus Angst? Wo fehlt mir Kontrolle, oder habe ich zu viel davon?«

Übersicht: Organe und ihre Segment-Verbindungen

Organ	Segment	Emotion (TCM/Psychosomatik)
Kiefer	C1–C3	Zurückgehaltene Aggression, Kontrolle
Herz	Th1–Th4	Liebe, Freude, Trauer
Lunge	C3–C5, Th1–Th6	Trauer, Loslassen, Raum
Magen	Th5–Th9	Sorge, Grübeln
Leber	Th6–Th9	Zorn, Frustration
Dünndarm	Th9–Th11	Unterscheidung, Assimilation
Dickdarm	Th10–L2, S2–S4	Loslassen, Abgrenzen
Nieren	Th10–L1	Angst, Willenskraft
Blase	S2–S4	Kontrolle, Loslassen
Geschlechtsorgane	L1–S4	Kreativität, Lust, Schöpfung

● Übung: Die inneren Räume besuchen

Liege entspannt auf dem Rücken. Schließe die Augen. Atme ruhig.

1. Wähle ein Organ, das dich »ruft«, das du spürst, das Aufmerksamkeit will.

2. Atme zu diesem Organ hin. Stelle dir vor, dein Atem erreicht es direkt.

3. Frage das Organ: »Wie geht es dir?« Warte auf eine Antwort, als Bild, Farbe, Gefühl oder Wort.

4. Frage: »Was brauchst du?« Warte wieder.

5. Wenn du eine Antwort erhältst: Gib dem Organ das, was es braucht (in deiner Vorstellung). Vielleicht eine Farbe, eine Berührung, ein Wort.

6. Danke dem Organ. Kehre langsam zurück.

Von den Toren des Halses über die Brücken des Herzens, den Tempel der Mitte, den Weg des unteren Rückens, die Wurzeln des Sakrums, die Äste der Arme, die Schritte der Beine bis zu den inneren Räumen der Organe: Jeder Bereich deines Körpers hat jetzt einen Namen und eine Frage.

Damit hältst du eine Landkarte deines Körpers in der Hand, anatomisch, emotional, energetisch und symbolisch. Mit ihr arbeitest du weiter: in der Segment-Matrix, in den Interventionen, in der Veränderung selbst.

»Jedes Organ hat eine Stimme. Wer zuhört, hört irgendwann die eigene.«

TEIL V

Die Segment-Matrix

Das vollständige Nachschlagewerk aller 31 Segmente

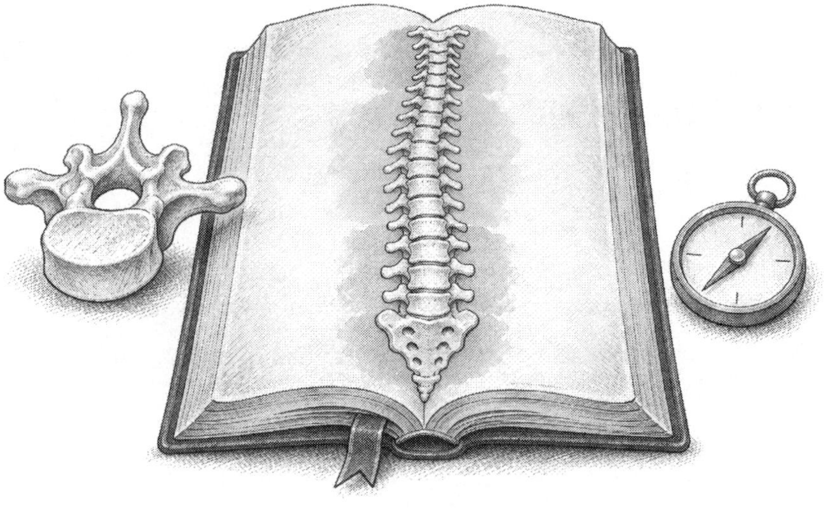

»Jedes Segment ist ein Tor. Hinter jedem Tor liegt eine Geschichte.«

Dieser Teil ist das Herzstück des Buches, ein vollständiges Nachschlagewerk für jedes einzelne Segment der Wirbelsäule. Hier findest du für jedes Segment:

- Die anatomische Lage und Besonderheiten
- Die Organ- und Systembezüge
- Die Verbindungen zu Extremitäten (wo relevant)
- Die psychoemotionalen Themen
- Die typischen Symptome bei Blockaden
- Die zentrale Frage, die dieses Segment stellt

Nutze diesen Teil als Referenz: Wenn im Scan ein Segment aufleuchtet, schlage hier nach. Die Matrix ist dein Kompass für die Deutung.

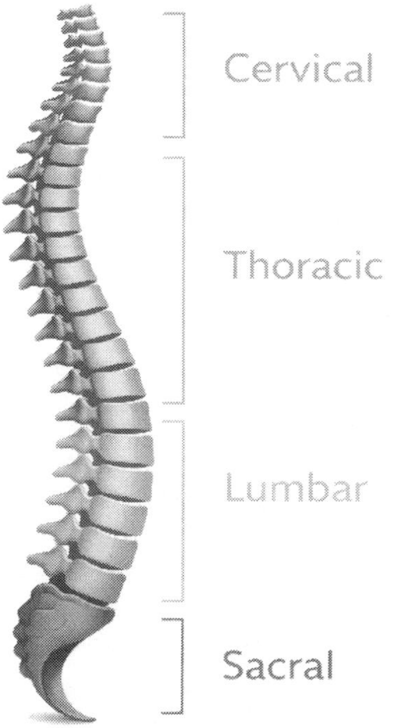

Kapitel 22

Die Halswirbelsäule

C0 (Occiput) bis C7 – Die Tore zwischen Himmel und Erde

Die Halswirbelsäule ist die beweglichste und zugleich verletzlichste Region der Wirbelsäule. Hier passieren alle Informationen zwischen Gehirn und Körper. Hier entscheidet sich, ob Denken und Fühlen verbunden sind oder getrennt.

Der Seher: C0–C3

Diese oberen Segmente verbinden das Bewusstsein mit dem Körper. Sie regieren Sehen, Hören, Gleichgewicht, Intuition und die grundlegende Frage: *Wie nehme ich die Welt wahr?*

C0 – Occiput (Hinterhauptbein)

Das große Tor

Anatomie: Schädelbasis, Foramen magnum (Hinterhauptloch), atlanto-okzipitales Gelenk. Hier tritt das Rückenmark aus dem Schädel.

Organbezug: Hirnstamm, Kleinhirn, Zirbeldrüse, Hypophyse (indirekt über Liquorfluss), Vaguskerne

Themen: Verbindung zum Transzendenten. Ja zum Leben sagen. Kontrolle vs. Hingabe. Übergang vom Denken ins Sein. Spirituelle Öffnung oder Verschlossenheit.

Wenn blockiert: Kopfschmerzen am Hinterkopf. Schwindel. Benommenheit. Gefühl der Abgetrenntheit. »Nicht ganz hier sein.« Schlafstörungen. Hormonelle Dysbalancen.

Die Frage: *»Bin ich verbunden mit etwas Größerem als mir selbst? Sage ich Ja zum Leben?«*

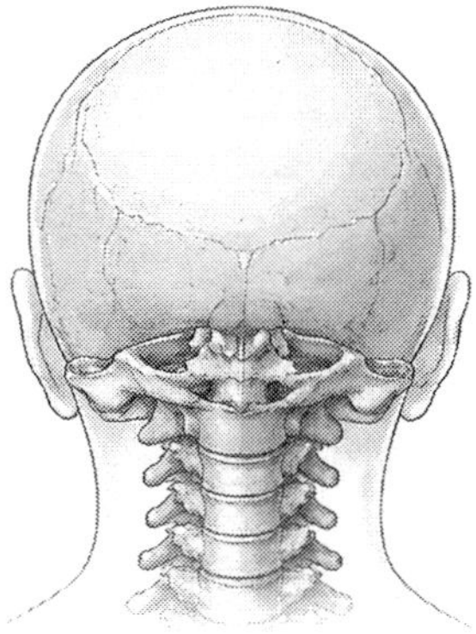

C1 – Atlas

Der Träger der Welt

Anatomie: Ringförmiger Wirbel ohne Wirbelkörper. Trägt den Schädel (~5 kg). Ermöglicht Nicken (Ja-Bewegung).

Organbezug: Blutversorgung Gehirn (A. vertebralis), Hirnnerven IX–XII und Vagusnerv (Austritt aus dem Schädel in unmittelbarer Nachbarschaft des Atlas), Gleichgewichtsorgan

Themen: Das Gewicht der Welt tragen. Verantwortung. Identität. »Wer bin ich?« Ja sagen können. Die Last auf den Schultern, oder besser: auf dem Nacken.

Wenn blockiert: Migräne, besonders einseitig. Nackensteifigkeit oben. Schwindel. Sehstörungen. Tinnitus. Gefühl, alles tragen zu müssen. Identitätskrisen.

Die Frage: *»Trage ich nur meine Last oder auch die anderer? Kann ich Ja sagen zu dem, was ist?«*

C2 – Axis

Der Dreher des Blicks

Anatomie: Dens axis (Zahnfortsatz) greift in Atlas. Ermöglicht Kopfrotation (Nein-Bewegung). 50% der HWS-Rotation hier.

Organbezug: Gleichgewichtsorgan (indirekt), Augenmuskeln (reflektorisch), N. occipitalis major

Themen: Ja und Nein sagen können. Entscheidungsfähigkeit. Perspektivenwechsel. Den Blick wenden können. Flexibilität im Denken.

Wenn blockiert: Eingeschränkte Kopfrotation. Nackenschmerzen beim Drehen. Entscheidungsschwierigkeiten. Starrheit. Hinterhauptkopfschmerzen. Das Gefühl, »festgefahren« zu sein.

Die Frage: *»Kann ich klar Ja und Nein sagen? Kann ich meinen Blickwinkel verändern?«*

C3 – Das innere Auge

Der Blick nach innen

Anatomie: Erster »typischer« Halswirbel. Plexus cervicalis. N. phrenicus beginnt hier (C3–C5).

Organbezug: Hals- und Ohrregion, Kieferwinkel (sensorisch über den N. auricularis magnus), äußeres Ohr, Gesicht, Zähne und Nebenhöhlen (reflektorisch über den trigeminozervikalen Kern), Schilddrüse (teilweise)

Themen: Intuition. Inneres Sehen. Das Gesicht zur Welt. Wie zeige ich mich? Wie sehe ich wirklich? Hellsichtigkeit, Vorahnung.

Wenn blockiert: Gesichtsneuralgien. Akne. Hautprobleme im Gesicht. Zahnschmerzen ohne Befund. Nasennebenhöhlenprobleme. Abgeschnittene Intuition.

Die Frage: *»Vertraue ich meiner Intuition? Was will ich nicht sehen?«*

Der Kommunikator: C4–C7

Die unteren Halssegmente regieren Stimme, Ausdruck, Schultern und Arme. Sie verbinden das, was du denkst, mit dem, was du sagst und tust.

C4 – Die Stimme

Das Tor zum Ausdruck

Anatomie: Zwerchfellnerv (C3–C5, Hauptursprung C4). Nachbarschaft zu Kehlkopf und Schilddrüse.

Organbezug: Zwerchfell (!), Schilddrüse, Kehlkopf, Rachen, Eustachische Röhre, Mandeln

Extremitäten: Schulter (oberer Trapezius)

Themen: Die eigene Stimme finden. Sprechen oder Schweigen. Wahrheit aussprechen. Atemfreiheit. Sich Gehör verschaffen.

Wenn blockiert: Heiserkeit. Stimmprobleme. Schluckbeschwerden. Schilddrüsenstörungen. Atemnot (Zwerchfell!). Chronisches Räuspern. Gefühl, »keinen Atem zu bekommen«.

Die Frage: *»Spreche ich meine Wahrheit? Was bleibt mir im Hals stecken?«*

C5 – Der Ausdruck

Die kreative Stimme

Anatomie: Plexus brachialis beginnt. Hauptinnervation Schulter und Oberarm.

Organbezug: Stimmbänder, Rachen, Speicheldrüsen

Extremitäten: Schulter (Deltamuskel), Oberarm außen, Bizeps. Dermatom: Schulter und Oberarm außen.

Themen: Kreativer Ausdruck. Was will durch mich ausgedrückt werden? Die Schulter als Symbol des Tragens und Reichens.

Wenn blockiert: Schulterschmerzen. Steifer Nacken unten. Kribbeln/Taubheit am Oberarm außen. Kreative Blockaden. Heiserkeit bei emotionaler Belastung.

Die Frage: »*Was will durch mich ausgedrückt werden? Was trage ich auf den Schultern?*«

C6 – Die Verantwortung

Das Tor der Taten

Anatomie: Häufigste Stelle für HWS-Bandscheibenvorfälle. Hauptinnervation Unterarm und Hand.

Organbezug: Hals- und Nackenmuskulatur, Mandeln

Extremitäten: Bizeps, Handgelenkstrecker, Daumen und Zeigefinger. Dermatom: Daumen, Zeigefinger, Unterarm außen.

Themen: Verantwortung für das Gesagte und Getane. Der Übergang von Worten zu Taten. Anpacken. Zugreifen. Kontrolle.

Wenn blockiert: Nackensteifigkeit. Tennisellenbogen. Karpaltunnelartige Symptome. Daumenschmerzen. Überverantwortlichkeit oder Verantwortungsvermeidung.

Die Frage: »*Wofür übernehme ich Verantwortung? Wofür nicht?*«

C7 – Die Schwelle

Das Tor zum Herzen

Anatomie: Vertebra prominens (tastbar). Übergang zur BWS. Letztes HWS-Segment.

Organbezug: Schilddrüse, Schulterbursen, Ellbogen

Extremitäten: Trizeps, Fingerstrecker, Mittelfinger. Dermatom: Mittelfinger, Handrücken.

Themen: Die Schwelle zwischen Denken und Fühlen. Kopf und Herz verbinden. Der Übergang von der Kontrolle zum Vertrauen.

Wenn blockiert: Schmerzen am Nacken-Schulter-Übergang. »Buckel«-Gefühl. Armschmerzen. Ellbogenprobleme. Trennung zwischen Kopf und Gefühl.

Die Frage: *»Kann ich vom Kopf ins Herz gehen? Was blockiert diesen Übergang?«*

Schnellübersicht: Halswirbelsäule

Seg.	Kernthema	Hauptsymptome	Schlüsselfrage
C0	Verbindung, Transzendenz	Hinterkopfschmerz, Schwindel	Sage ich Ja zum Leben?
C1	Last, Verantwortung	Migräne, Nackensteife	Trage ich zu viel?
C2	Entscheidung, Perspektive	Rotationseinschränkung	Kann ich Ja/Nein sagen?
C3	Intuition, Sehen	Gesichtsprobleme, Nebenhöhlen	Vertraue ich meiner Intuition?
C4	Stimme, Atem	Heiserkeit, Atemnot, Schilddrüse	Spreche ich meine Wahrheit?
C5	Ausdruck, Kreativität	Schulter, Oberarm-Kribbeln	Was will ausgedrückt werden?
C6	Verantwortung, Handeln	Nacken, Daumen/Zeigefinger	Wofür bin ich verantwortlich?
C7	Kopf-Herz-Verbindung	Nacken-Schulter, Mittelfinger	Verbinde ich Denken und Fühlen?

Kapitel 23

Die obere Brustwirbelsäule

Th1 bis Th6 – Das Reich des Herzens

Die obere Brustwirbelsäule ist der Raum des Herzens und der Lunge. Hier leben Liebe und Trauer, Verbindung und Verlust, Geben und Empfangen. Die Rippen bilden einen schützenden Käfig, manchmal ein Gefängnis.

Der Liebende: Th1–Th4

Diese Segmente innervieren direkt das Herz. Sie sind das emotionale Zentrum der Wirbelsäule.

Th1 – Die Schwelle zum Herzen

Das erste Tor

Anatomie: Übergang HWS/BWS. Erste Rippe (oft Quelle von Problemen). Plexus brachialis-Beteiligung.

Organbezug: Herz (sympathische Fasern beginnen), Speiseröhre, Luftröhre, Unterarme/Hände (neurovaskulär)

Extremitäten: Unterarm innen, Ellenbogeninnenseite, kleine Handmuskeln. Häufig: Thoracic-Outlet-Syndrom.

Themen: Die Schwelle zum Herzen. Der erste Schritt in die Verletzlichkeit. Öffnung oder Panzerung beginnt hier.

Wenn blockiert: Schulter-Nacken-Schmerzen. Kribbeln an der Unterarminnenseite. Herzrasen. Thoracic-Outlet-Symptome. Gefühl, »nicht ins Herz zu kommen«.

Die Frage: *»Was hält mich an der Schwelle zum Herzen? Wage ich den ersten Schritt?«*

Th2 – Das Herz selbst

Das Zentrum der Liebe

Anatomie: Direkte kardiale Innervation. Zweites Rippenpaar.

Organbezug: Herz (Hauptsegment!), Herzklappen, Koronararterien, obere Lunge

Extremitäten: Oberarm Innenseite

Themen: Liebe. Mitgefühl. Selbstliebe. Das Herz als Zentrum des Seins. Hingabe. Herzschmerz, buchstäblich und emotional.

Wenn blockiert: Herzrhythmusstörungen (funktionell). Brustschmerzen ohne kardialen Befund. Schwierigkeiten, Liebe zu geben oder anzunehmen. Panzerung.

Die Frage: *»Kann ich lieben und geliebt werden? Was schützt mein Herz, und was sperrt es ein?«*

Th3 – Der Atem des Herzens

Der Raum der Lunge

Anatomie: Drittes Rippenpaar. Lungeninnervation.

Organbezug: Lunge (Oberlappen), Bronchien, Brustfell, Brust (weiblich)

Extremitäten: Brustkorb seitlich

Themen: Raum nehmen dürfen. Ausdehnung. Inspiration (wörtlich!). Trauer: Die Lunge ist das Trauerorgan.

Wenn blockiert: Flache Atmung. Enge in der Brust. Asthma (emotional getriggert). Trauer, die nicht geweint werden kann. Brustsymptome.

Die Frage: »*Erlaube ich mir, tief zu atmen und Raum einzunehmen? Was trauere ich?*«

Th4 – Die Arme des Herzens

Das Umarmen

Anatomie: Viertes Rippenpaar. Schulterblatt-Niveau.

Organbezug: Herz (unterer Anteil), Lunge, Gallenblase (Referred Pain!)

Extremitäten: Schulterblatt-Region, »Herzschmerz-Zone« zwischen den Schulterblättern

Themen: Umarmen und umarmt werden. Geben und Empfangen in Balance. Die Arme als Verlängerung des Herzens.

Wenn blockiert: Schmerzen zwischen den Schulterblättern. Gefühl, einen »Pfahl im Rücken« zu haben. Schwierigkeiten zu umarmen oder sich umarmen zu lassen.

Die Frage: *»Gebe und empfange ich in Balance? Kann ich mich umarmen lassen?«*

Der Transformator: Th5–Th6

Der Übergang vom Herzraum zur Mitte. Die Lunge dominiert, der Solarplexus beginnt.

Th5 – Das Tor zur Mitte

Der Übergang

Anatomie: Fünftes Rippenpaar. Zwerchfellansatz beginnt. Übergang Herz/Solarplexus.

Organbezug: Lunge (Unterlappen), Herz (Basis), Solarplexus (beginnt), Magen (ösophagealer Übergang)

Extremitäten: Mittlerer Rücken

Themen: Wo Emotionen zu Körperempfindungen werden. »Es schlägt mir auf den Magen.« Die Verbindung von Herz und Bauch.

Wenn blockiert: Sodbrennen. Zwerchfellspannung. Atemnot. Kloßgefühl im Oberbauch. Übergang Angst/Panik.

Die Frage: »*Was kann ich nicht schlucken? Was liegt mir auf dem Magen?*«

Th6 – Das Sonnengeflecht

Die Mitte beginnt

Anatomie: Sechstes Rippenpaar. Plexus solaris-Hauptniveau.

Organbezug: Magen, Solarplexus, Zwerchfell, Leber (beginnt), Milz

Extremitäten: Mittlerer Rücken, Flanken

Themen: Der Solarplexus, das »Bauchgehirn«. Hier sammeln sich Emotionen, bevor sie bewusst werden. Instinktive Reaktionen.

Wenn blockiert: Oberbauchschmerzen. Sodbrennen. Zittern im Bauch. »Schmetterlinge« oder Angstknoten. Verdauungsstörungen bei Stress.

Die Frage: *»Was sagt mir mein Bauchgefühl? Höre ich darauf?«*

Schnellübersicht: Obere BWS

Seg.	Kernthema	Organbezug	Schlüsselfrage
Th1	Schwelle zum Herzen	Herz, Arme	Was hält mich an der Schwelle?
Th2	Liebe, Herzschmerz	Herz (Haupt)	Kann ich lieben und geliebt werden?
Th3	Raum, Trauer	Lunge, Brust	Darf ich Raum einnehmen?
Th4	Umarmen, Balance	Herz, Lunge, Schulterblatt	Gebe und empfange ich in Balance?
Th5	Herz-Bauch-Verbindung	Zwerchfell, Magen	Was liegt mir auf dem Magen?
Th6	Solarplexus, Instinkt	Magen, Leber, Milz	Was sagt mein Bauchgefühl?

Kapitel 24

Die mittlere und untere Brustwirbelsäule

Th7 bis Th12 – Der Tempel der Transformation

Diese Region ist das Kraftzentrum des Körpers. Hier liegen die Organe der Verdauung und Transformation. Leber, Gallenblase, Milz, Pankreas, Magen, Nieren. Hier wird verarbeitet, entgiftet, umgewandelt, Nahrung wie Erfahrungen.

Der Transformator: Th7–Th9

Th7 – Der Verdauer - *Das Feuer der Mitte*

Anatomie: Siebtes Rippenpaar. Zentrales Segment für Oberbauchorgane.

Organbezug: Magen (Körper), Leber, Gallenblase, Milz, Pankreas, Duodenum

Extremitäten: Mittlerer Rücken, »Gürtelzone«

Themen: Verdauung von Nahrung und Erfahrungen. Persönliche Macht. Wut und ihre Verarbeitung. Das innere Feuer.

Wenn blockiert: Magenprobleme. Gallenkoliken. Blähungen. Oberbauchschmerzen. Unterdrückte Wut. Machtlosigkeit oder Kontrollzwang.

Die Frage: *»Was muss ich verdauen? Wo gebe ich Macht ab, und wo missbrauche ich sie?«*

Th8 – Der Entgifter - *Die Reinigung*

Anatomie: Achtes Rippenpaar. Leberhauptsegment.

Organbezug: Leber (Haupt), Gallenblase, Magen (Antrum), Milz, Zwerchfell (Pfeiler)

Extremitäten: Unterer Rücken der Rippen

Themen: Entgiftung, körperlich und emotional. Loslassen von Giftstoffen und Groll. Bitterkeit verarbeiten. Zorn transformieren.

Wenn blockiert: Erhöhte Leberwerte. Gallensteine. Bitterkeit. Chronische Reizbarkeit. Müdigkeit nach dem Essen. Spannungskopfschmerz Schläfen.

Die Frage: *»Was vergiftet mich? Welchen Groll halte ich fest?«*

Th9 – Der Speicher - *Die Reserven*

Anatomie: Neuntes Rippenpaar. Übergang zu Nebennieren.

Organbezug: Nebennieren (beginnen), Milz, Pankreas, Dünndarm (oberer Teil)

Extremitäten: Unterer Rippenbereich

Themen: Reserven und Ressourcen. Speichern oder Loslassen. Die Milz in der TCM: Grübeln, Sorge, Überdenken.

Wenn blockiert: Blutzuckerschwankungen. Milzprobleme. Chronisches Grübeln. Energieeinbrüche. Süßhunger. Sorgenkreisel.

Die Frage: *»Worüber grüble ich endlos? Wo verbrauche ich mehr als ich speichere?«*

Der Krieger: Th10–Th12

Der Übergang zur Kampf-Zone. Nebennieren, Nieren, Dünndarm. Hier lebt die Stressreaktion. Der Bereich des Kriegers reicht bis L1.

Th10 – Der Stresssensor - *Die Nebennieren*

Anatomie: Zehntes Rippenpaar. Nebennieren-Hauptsegment.

Organbezug: Nebennieren (Haupt!), Nieren (oberer Pol), Dünndarm, Dickdarm (Quercolon)

Extremitäten: Unterer Rippenwinkel

Themen: Stressreaktion. Kampf-oder-Flucht. Adrenalin und Cortisol. Der innere Alarmknopf. Chronischer Stress und seine Folgen.

Wenn blockiert: Chronische Müdigkeit. Burnout-Symptome. Schlafstörungen. Blutdruckschwankungen. Gefühl, »ständig unter Strom« zu stehen.

Die Frage: *»Bin ich im Kampfmodus, auch wenn kein Kampf ist? Wann darf ich ruhen?«*

Th11 – Der Filter - *Die Nieren*

Anatomie: Elfte Rippe (frei schwingend). Nierenhauptsegment.

Organbezug: Nieren (Haupt), Harnleiter, Dünndarm, Dickdarm

Extremitäten: Flanken, »Nierengegend«

Themen: Filtern und Ausscheiden. In der TCM: Angst und Willenskraft. Die Lebensessenz (Jing). Grundenergie des Lebens.

Wenn blockiert: Rücken-/Flankenschmerzen. Häufiges Wasserlassen. Existenzängste. Chronische Angst. Erschöpfung. Schlafprobleme nachts (3–5 Uhr).

Die Frage: »*Welche Urängste trage ich? Schöpfe ich aus meinen Reserven oder verbrauche ich sie?*«

Th12 – Die Schwelle zur Basis - *Der Übergang*

Anatomie: Zwölfte Rippe (frei). Übergang zur LWS. Letzte Brustwirbel.

Organbezug: Nieren (unterer Pol), Dünndarm, Dickdarm, Gebärmutter/Ovarien (Beginn)

Extremitäten: Thorakolumbaler Übergang, Flanken

Themen: Der Übergang von Verarbeitung zu Verwurzelung. Wo Transformation in Stabilität mündet. Die Brücke zwischen oben und unten.

Wenn blockiert: Schmerzen im thorako-lumbalen Übergang. »Steifen Rücken«. Schwierigkeiten, sich zu beugen. Dünndarmprobleme. Menstruationsstörungen.

Die Frage: *»Kann ich das Verarbeitete loslassen und weitergehen? Wo stecke ich fest?«*

Schnellübersicht: Mittlere/Untere BWS

Seg.	Kernthema	Organbezug	Schlüsselfrage
Th7	Verdauung, Macht	Magen, Leber, Galle, Milz	Was muss ich verdauen?
Th8	Entgiftung, Zorn	Leber (Haupt), Galle	Was vergiftet mich?
Th9	Reserven, Grübeln	Milz, Pankreas	Worüber grüble ich?
Th10	Stress, Alarm	Nebennieren (Haupt)	Wann darf ich ruhen?
Th11	Angst, Essenz	Nieren (Haupt)	Welche Urängste trage ich?
Th12	Übergang, Loslassen	Nieren, Darm, Uterus	Kann ich loslassen und weitergehen?

Kapitel 25

Die Lendenwirbelsäule

L1 bis L5 – Der Weg durch die Welt

Die Lendenwirbelsäule trägt die größte Last: das gesamte Gewicht des Oberkörpers. Hier müssen Stabilität und Beweglichkeit in Balance sein. Kein Wunder, dass hier die häufigsten Rückenprobleme auftreten. Und keine Überraschung, dass diese Region mit den fundamentalsten Lebensthemen verbunden ist.

Der Krieger: L1

L1 – Die Existenz - *Die Grundsicherheit*

Anatomie: Erster Lendenwirbel. Ende des Rückenmarks (Conus medullaris). Cauda equina beginnt.

Organbezug: Dickdarm (auf-/absteigend), Dünndarm, Gebärmutter, Eierstöcke, Prostata

Extremitäten: Leiste, oberer Oberschenkel

Themen: Grundsicherheit. Existenz. Materielle Basis. Die Frage nach dem Überleben. Ur-Vertrauen in das Leben.

Wenn blockiert: Verstopfung. Durchfall. Unterleibsschmerzen. Leistenprobleme. Tiefe Existenzängste. Finanzielle Sorgen, die sich körperlich zeigen.

Die Frage: *»Fühle ich mich sicher in meiner Existenz? Vertraue ich, dass das Leben mich trägt?«*

Der Schöpfer: L2–L3

L2 – Das Sakrale - *Die Schöpferkraft*

Anatomie: Zweiter Lendenwirbel. Plexus lumbalis Hauptniveau.

Organbezug: Appendix, Blinddarm, Oberschenkel (vorne), Blase (teilweise), Geschlechtsorgane

Extremitäten: Oberschenkel vorne und innen, Hüftbeuger

Themen: Kreativität. Sexualität. Emotionen. Lust. Hier beginnt der Raum des Sakralchakras, das in S2 sein Zentrum hat: Ort der Lebensfreude und des kreativen Ausdrucks.

Wenn blockiert: Hüftprobleme. Oberschenkelschmerzen vorne. Appendizitis-ähnliche Schmerzen. Sexuelle Dysfunktion. Kreative Blockaden. Emotionale Taubheit.

Die Frage: *»Erlaube ich mir Lust und Freude? Was will durch mich geboren werden?«*

L3 – Die Mitte - *Das Zentrum des Gehens*

Anatomie: Dritter Lendenwirbel. Zentrum der LWS. Kniestreckung.

Organbezug: Gebärmutter, Blase, Geschlechtsorgane, Knie (Streckung)

Extremitäten: Oberschenkel vorne, Knie innen. N. femoralis-Gebiet.

Themen: Die Mitte halten. Das Zentrum des Vorwärtsgehens. Stabilität aus der eigenen Mitte. Sexualität und Intimität.

Wenn blockiert: Knieschmerzen (besonders beim Treppensteigen). Oberschenkelschmerzen. Menstruationsprobleme. Potenzstörungen. Gefühl, die Mitte verloren zu haben.

Die Frage: *»Bin ich in meiner Mitte? Was bringt mich aus dem Gleichgewicht?«*

Schöpfer und Wanderer: L4–L5

Die Problemzone. Hier gibt der Schöpfer seine Kraft an die Beine weiter, in das Reich des Wanderers (Kapitel 20). L4 und L5 sind die häufigsten Orte für Bandscheibenvorfälle. Hier entscheidet sich, ob du vorwärtsgehen kannst oder feststeckst.

L4 – Der Schritt - ***Die häufigste Problemzone***

Anatomie: Vierter Lendenwirbel. Bandscheibenvorfall L4/L5, neben L5/S1 der häufigste. Fußhebung.

Organbezug: Prostata/Uterus, Ischias (Beginn), Blase (unterer Teil)

Extremitäten: Unterschenkel innen, großer Zeh. Fußheberschwäche bei Bandscheibenvorfall.

Themen: Der nächste Schritt. Vorwärtsgehen im Leben. Sich auf den Weg machen. Die Angst vor dem Unbekannten.

Wenn blockiert: Bandscheibenvorfall L4/L5. Ischiasschmerzen. Fußheberschwäche. Taubheit am großen Zeh. Gefühl, nicht vorwärtszukommen. »Feststecken« im Leben.

Die Frage: *»Was hindert mich am nächsten Schritt? Wovor habe ich Angst?«*

L5 – Das Fundament - *Die Basis allen Gebens*

Anatomie: Fünfter Lendenwirbel. Übergang zum Sakrum. Trägt extremes Gewicht.

Organbezug: Beine, Füße, Geschlechtsorgane, Blase, Rektum (Beginn)

Extremitäten: Fußrücken, Zehen 2–4, Wade außen. Zehenstand bei S1-Beteiligung.

Themen: Das Fundament. Worauf steht mein Leben? Verwurzelung UND Bewegung. Die Basis, von der aus alles andere möglich ist.

Wenn blockiert: Bandscheibenvorfall L5/S1. ISG-Probleme. Schmerzen unterer Rücken. Fußschmerzen. Instabilitätsgefühl. Kein fester Stand im Leben.

Die Frage: *»Steht mein Lebensweg auf stabilem Fundament? Was trägt mich?«*

Schnellübersicht: Lendenwirbelsäule

Seg.	Kernthema	Organbezug	Schlüsselfrage
L1	Existenz, Sicherheit	Dickdarm, Unterleib	Fühle ich mich sicher?
L2	Kreativität, Sexualität	Geschlechtsorgane, Hüfte	Erlaube ich mir Lust?
L3	Mitte, Balance	Blase, Knie	Bin ich in meiner Mitte?
L4	Vorwärtsgehen	Ischias, Fußheber	Was hindert mich am nächsten Schritt?
L5	Fundament, Basis	Füße, Blase, Rektum	Was trägt mein Leben?

Klinischer Hinweis: Bei Bandscheibenvorfällen mit Taubheit, Lähmungserscheinungen oder Blasen-/Darmstörungen sofort ärztliche Hilfe suchen! Das Cauda-equina-Syndrom ist ein Notfall.

Kapitel 26

Das Sakrum

S1 bis S5 – Das heilige Dreieck

Das Sakrum, das »heilige Bein«, ist mehr als ein anatomisches Detail. Es ist der Schlussstein der Wirbelsäule, der Anker im Becken, die Verbindung zur Erde. Die fünf verschmolzenen Wirbel bilden ein Dreieck, das das gesamte Gewicht des Oberkörpers trägt und an die Beine weiterleitet.

In vielen spirituellen Traditionen gilt das Sakrum als Sitz der Kundalini, der zusammengerollten Schlange der Lebensenergie, die hier ruht und darauf wartet, aufzusteigen.

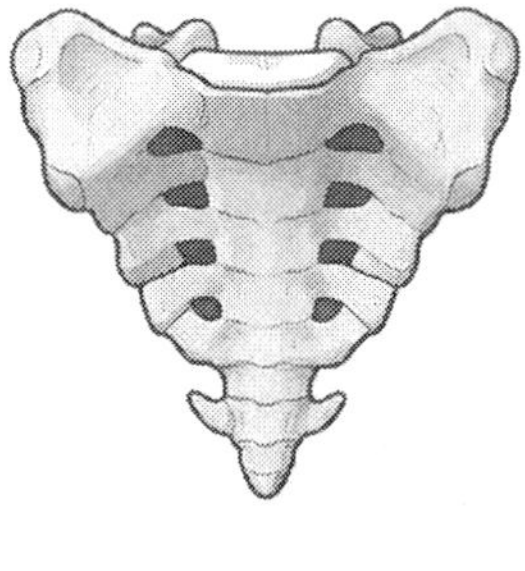

Der Verwurzelte: S1–S5

S1 – Das Tor zu den Beinen

Der Übergang

Anatomie: Oberster Sakralwirbel. L5/S1-Übergang (neben L4/L5 die häufigste Bandscheibenvorfall-Stelle). ISG-Verbindung.

Organbezug: Blase (Entleerung), Dickdarm (Sigma, Rektum), Geschlechtsorgane, Prostata/Uterus

Extremitäten: Wade, Ferse, Fußsohle, kleiner Zeh. Achillessehnenreflex. Zehenstand-Schwäche bei Läsion.

Themen: Der Übergang von der Bewegung zur Verwurzelung. Stabilität finden. Die Verbindung zum Boden. Sexualität als Erdkraft.

Wenn blockiert: Bandscheibenvorfall L5/S1. Ischiasschmerzen bis in die Wade. Achillessehnenschwäche. ISG-Blockaden. Blasenentleerungsstörungen. Sexuelle Probleme.

Die Frage: *»Stehe ich fest im Leben? Bin ich mit der Erde verbunden?«*

S2 – Das Sakralchakra

Die Lebenslust

Anatomie: Zweiter Sakralwirbel. Sakralchakra-Niveau (Svadhisthana). Parasympathische Nervenwurzeln.

Organbezug: Geschlechtsorgane (Haupt), Blase, Gebärmutter/Prostata, Eierstöcke/Hoden

Extremitäten: Hinterseite Oberschenkel, Gesäß

Themen: Lust. Freude. Emotionen. Kreativität. Genießen können. Das Sakralchakra: Ort der Lebensfreude, Sexualität und emotionalen Beweglichkeit.

Wenn blockiert: Sexuelle Dysfunktion. Menstruationsprobleme. Lustlosigkeit. Emotionale Taubheit. Hüftprobleme. Gefühl, »das Leben nicht genießen zu können«.

Die Frage: »*Erlaube ich mir Lust und Freude? Was blockiert meine Lebensfreude?*«

S3 – Der Beckenboden

Das Tor nach unten

Anatomie: Dritter Sakralwirbel. Anteil am Pudendalnerv (S2–S4). Beckenboden-Innervation.

Organbezug: Beckenboden, Blase (Schließmuskel), Rektum (Schließmuskel), Genitalien (sensorisch)

Extremitäten: Damm, Gesäß innen

Themen: Loslassen und Halten. Kontrolle über die elementarsten Körperfunktionen. Scham. Sicherheit. Geburt und Werden.

Wenn blockiert: Beckenbodenverspannung oder -schwäche. Inkontinenz. Verstopfung. Schmerzen beim Sitzen. Sexuelle Schmerzen. Geburtstraumata.

Die Frage: *»Kann ich loslassen? Was halte ich aus Angst vor Kontrollverlust fest?«*

S4 – Die Tiefe

Das Verborgene

Anatomie: Vierter Sakralwirbel. Tiefste parasympathische Fasern.

Organbezug: Blase, Rektum, innere Geschlechtsorgane, Beckenboden

Extremitäten: Gesäßfalte, Damm

Themen: Das Verborgene. Das, worüber nicht gesprochen wird. Tiefste Scham. Aber auch: tiefste Akzeptanz. Das Annehmen aller Körperlichkeit.

Wenn blockiert: Chronische Beckenbodenprobleme. Rektale Beschwerden. Tiefe Scham. Körperablehnung. Dissoziative Zustände, die den Unterleib »abtrennen«.

Die Frage: *»Akzeptiere ich meinen Körper in seiner Gesamtheit, auch das Verborgene?«*

S5 – Der Anker

Die Verbindung zum Steißbein

Anatomie: Fünfter Sakralwirbel. Übergang zum Coccyx. Sakrococcygeales Gelenk.

Organbezug: Coccygealgeflecht, Anus, Steißbeinregion

Extremitäten: Steißbeinregion

Themen: Der unterste Anker. Die Verbindung zur Erde am tiefsten Punkt. Urvertrauen. Die allerfrühsten Prägungen.

Wenn blockiert: Steißbeinschmerzen (Coccygodynie). Schmerzen beim Sitzen. Tiefe Unsicherheit. Pränatale und Geburtstraumata.

Die Frage: *»Bin ich sicher auf dieser Erde? Gehöre ich hierher?«*

Kapitel 27

Das Steißbein

Coccyx – Der Schwanz, der keiner mehr ist

Das Steißbein ist das evolutionäre Relikt des menschlichen Schwanzes: 3 bis 5 kleine, verschmolzene Wirbel am untersten Ende der Wirbelsäule. Klein, oft vergessen, manchmal äußerst schmerzhaft.

Obwohl anatomisch »unwichtig«, ist das Steißbein ein bedeutsamer Ansatzpunkt für den Beckenboden und speichert oft tiefe, alte Erfahrungen: Stürze, Traumata, die allerältesten Prägungen.

Coccyx – Die Ur-Erinnerung

Der Ursprung

Anatomie: 3–5 verschmolzene Wirbelrudimente. Ansatzpunkt für M. levator ani (Beckenboden), M. gluteus maximus, Ligamentum anococcygeum.

Organbezug: Coccygealgeflecht (Plexus coccygeus), Anus, Damm

Extremitäten: Keine direkte Extremitätenversorgung

Themen: Urvertrauen. Die allerersten Erfahrungen: pränatal, Geburt, Säuglingszeit. Die tiefste Schicht des Körpergedächtnisses. Zugehörigkeit zur Erde, zum Leben, zur Familie.

Wenn blockiert: Coccygodynie (Steißbeinschmerzen). Schmerzen beim Sitzen, Aufstehen, Liegen. Oft nach Stürzen, aber auch ohne erkennbare Ursache. Tiefe Bindungsstörungen. Gefühl, »nicht ganz hier zu sein«. Früheste Traumata.

Die Frage: *»Gehöre ich hierher? Bin ich willkommen auf dieser Erde? Bin ich sicher?«*

Klinischer Hinweis: Steißbeinschmerzen werden oft als »nichts Ernstes« abgetan, können aber extrem belastend sein. Die Ursachen reichen von Sturzfolgen über Geburten bis zu muskulären Dysbalancen. Die psychosomatische Komponente, tiefste Unsicherheit, sollte immer mitbedacht werden.

Schnellübersicht: Sakrum & Coccyx

Seg.	Kernthema	Organbezug	Schlüsselfrage
S1	Verwurzelung, Übergang	Blase, Darm, Genitalien	Stehe ich fest im Leben?
S2	Lust, Kreativität	Geschlechtsorgane (Haupt)	Erlaube ich mir Freude?
S3	Kontrolle, Loslassen	Beckenboden, Schließmuskeln	Kann ich loslassen?
S4	Das Verborgene	Tiefste Beckenorgane	Akzeptiere ich mich ganz?
S5	Anker, Urvertrauen	Steißbeinregion	Bin ich sicher auf Erden?
Co	Ur-Erinnerung, Ursprung	Beckenboden-Ansatz	Gehöre ich hierher?

Kapitel 28

Die vollständige Matrix

Alle 31 Segmente auf einen Blick

Auf den folgenden Seiten steht die gesamte Matrix von C0 bis zum Coccyx kompakt beieinander, als Schnellreferenz für deine Sitzungen.

Halswirbelsäule (C0–C7): Der Seher & Der Kommunikator

Seg.	Thema	Organe	Symptome	Extremität
C0	Transzendenz, Ja zum Leben	Hirnstamm, Zirbeldrüse	Hinterkopfschmerz, Schwindel	–
C1	Last tragen, Verantwortung	Blutversorgung Gehirn, Vagus	Migräne, Nackensteife	–
C2	Ja/Nein, Perspektive	Gleichgewicht, Augen	Rotationseinschränkung	–
C3	Intuition, Sehen	Gesicht, Nebenhöhlen	Gesichtsneuralgie, Akne	–
C4	Stimme, Atem	Zwerchfell (!), Schilddrüse	Heiserkeit, Atemnot	Schulter
C5	Kreativer Ausdruck	Stimmbänder, Rachen	Schulterschmerzen	Schulter, Bizeps, Oberarm außen
C6	Verantwortung, Handeln	Nacken, Mandeln	Nackensteife, Daumen taub	Daumen, Zeigefinger
C7	Kopf-Herz-Verbindung	Schilddrüse, Ellbogen	Nacken-Schulter-Überg.	Mittelfinger, Trizeps

Brustwirbelsäule (Th1–Th12): Der Liebende, Transformator & Krieger

Seg.	Thema	Organe	Symptome	Emotion (TCM)
Th1	Schwelle Herz	Herz, Arme	Unterarm innen taub, Herzrasen	Freude/Trauer
Th2	Liebe, Herzschmerz	Herz (Haupt!)	Rhythmusstörungen, Brustschmerz	Freude
Th3	Raum, Trauer	Lunge, Brust	Flache Atmung, Asthma	Trauer
Th4	Umarmen, Balance	Herz, Lunge, Gallenblase	Schulterblattschmerz	Freude/Trauer
Th5	Herz-Bauch-Verbind.	Zwerchfell, Magen	Sodbrennen, Kloß im Hals	Sorge
Th6	Solarplexus	Magen, Leber, Milz	Bauchzittern, Schmetterlinge	Sorge
Th7	Verdauung, Macht	Magen, Leber, Galle, Pankreas	Magen-Darm, Gallenprobleme	Zorn
Th8	Entgiftung, Zorn	Leber (Haupt!), Galle	Leberwerte erhöht, Gallensteine	Zorn
Th9	Reserven, Grübeln	Milz, Pankreas	Blutzucker, Süßhunger	Sorge, Grübeln
Th10	Stress, Alarm	Nebennieren (Haupt!)	Burnout, Müdigkeit, Blutdruck	Angst
Th11	Angst, Lebensessenz	Nieren (Haupt!)	Flankenschmerz, Existenzängste	Angst
Th12	Übergang, Loslassen	Nieren, Darm, Uterus	Thorako-lumbaler Schmerz	Angst

Lendenwirbelsäule & Sakrum (L1–Co): Der Krieger, Schöpfer & Verwurzelte

Seg.	Thema	Organe	Symptome	Extremität
L1	Existenz, Sicherheit	Dickdarm, Unterleib	Verstopfung, Durchfall	Leiste
L2	Kreativität, Sexualität	Geschlechtsorg., Appendix	Hüftschmerz, sex. Dysfunkt.	Oberschenkel vorne
L3	Mitte, Balance	Blase, Uterus, Knie	Knieschmerz, Mensprobl.	Knie innen
L4	Vorwärtsgehen	Ischias, Blase	BSV L4/L5, Fußheberschw.	Großer Zeh
L5	Fundament, Basis	Füße, Blase, Rektum	BSV L5/S1, ISG	Fußrücken, Zehen
S1	Verwurzelung	Blase, Genitalien	Ischias, ISG-Blockade	Wade, Ferse
S2	Lust, Freude	Geschlechtsorg. (Haupt)	Sex. Dysfunktion, Lustlosigk.	Gesäß
S3–S4	Kontrolle, Loslassen	Beckenboden, Schließm.	Inkontinenz, BB-Spannung	Damm
S5/Co	Urvertrauen, Ursprung	Steißbein, BB-Ansatz	Coccygodynie	–

Kapitel 29

Die Matrix in der Praxis

Vom Nachschlagen zur Deutung

Die Matrix ist kein starres Rezeptbuch. Sie ist ein Kompass, und sechs Prinzipien entscheiden, wie sicher du mit ihr navigierst:

1. Das Segment ist nur der Anfang

Wenn ein Segment im Scan aufleuchtet, ist das ein *Hinweis*, keine Diagnose. Die Matrix gibt dir mögliche Themen, aber der Mensch vor dir bestätigt oder korrigiert sie. Frage immer: »Was trifft davon zu?«

2. Muster erkennen

Einzelne Segmente sind interessant. Noch interessanter sind Muster:

- **Mehrere Segmente einer Region:** Deutet auf ein übergeordnetes Thema (z.B. C4–C7 = Kommunikation/Ausdruck)
- **Entfernte Segmente, die zusammengehören:** z. B. C6 und L4, beide verbunden mit »vorwärtsgehen« (Arme greifen, Beine gehen)
- **Oben-Unten-Spiegelung:** HWS und LWS oft gespiegelt (Kopf/Becken, Kontrolle/Erdung)

3. Die Frage öffnet die Tür

Jedes Segment hat eine Schlüsselfrage. Diese Frage ist oft der direkteste Weg zum Thema. Stelle sie nicht als Verhör, sondern als Einladung. Und dann: Höre zu.

4. Organ und Emotion verbinden

Wenn jemand Magenprobleme hat (Th5–Th9), frage nicht nur nach Ernährung. Frage: »*Was kannst du gerade nicht verdauen?*« Die TCM-Zuordnungen (Leber=Zorn, Niere=Angst, Lunge=Trauer etc.) sind kulturelle Weisheit, die sich oft bestätigt.

5. Extremitäten lesen

Kribbeln im Daumen (C6), Schwäche beim Zehenstand (S1), Taubheit im Mittelfinger (C7): Die Extremitäten sind Verlängerungen der Wirbelsäule. Sie zeigen, wo die Botschaft im Körper ankommt.

6. Die drei Ebenen verbinden

Erinnere dich an die drei Ebenen aus Teil I:

1. **Körperlich:** Welches Symptom zeigt sich? Welches Organ ist betroffen?
2. **Emotional:** Welche Emotion ist mit diesem Segment/Organ verbunden?
3. **Mental/Spirituell:** Welches Lebensthema, welche Glaubenssätze spielen eine Rolle?

Erst wenn alle drei Ebenen berücksichtigt werden, entsteht ein vollständiges Bild.

◇ **Praxis-Beispiel**

Scan zeigt: Th8 dunkelrot, C6 orange, L4 gelb

Matrix-Abgleich:

- Th8 = Leber, Entgiftung, Zorn
- C6 = Verantwortung, Handeln, Nacken
- L4 = Vorwärtsgehen, nächster Schritt

Hypothese: Unterdrückte Wut (Th8) über eine Situation, in der zu viel Verantwortung getragen wird (C6), verhindert den nächsten Schritt im Leben (L4).

Fragen zur Verifizierung:

- »Was macht dich gerade wütend, das du nicht ausdrücken kannst?«
- »Welche Verantwortung trägst du, die vielleicht nicht deine ist?«
- »Welchen Schritt würdest du gehen, wenn du könntest?«

»Die Matrix ist die Landkarte. Aber du musst das Gelände selbst erkunden.«

Die Matrix zeigt dir, wo ein Thema sitzt. Was du mit diesem Wissen tust, entscheidet sich in Teil VI: Dort arbeitest du mit dem, was du gefunden hast, und weckst den inneren Heiler.

TEIL VI

Der innere Heiler

Interventionen und Transformationsarbeit

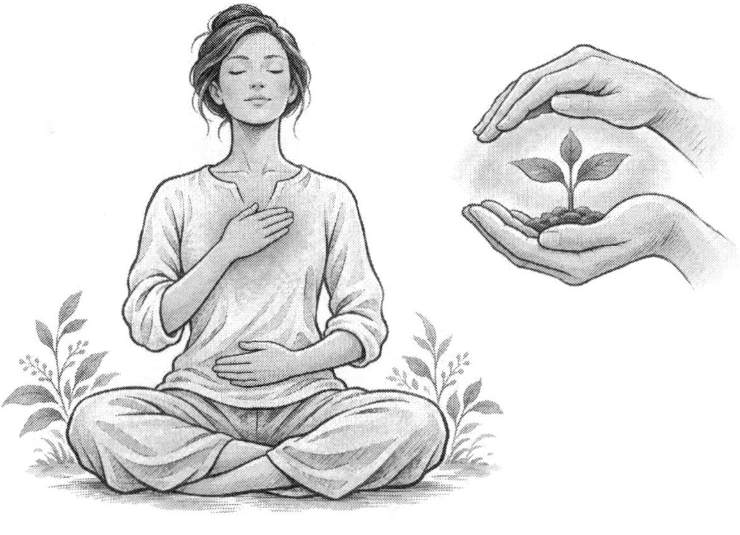

»Heilen heißt nicht, etwas zu reparieren. Heilen heißt, das wiederzufinden, was nie verloren war.«

Du hast die Matrix kennengelernt. Du weißt jetzt, wo du suchst und was du finden könntest. Aber Wissen allein heilt nicht. Jetzt geht es um das *Wie*: Wie arbeitest du mit dem, was du findest? Wie unterstützt du den Körper dabei, das zu lösen, was er so lange festgehalten hat?

Der innere Heiler ist keine Methode. Er ist eine Haltung. Die Haltung, dass der Körper weiß, was er braucht. Dass Symptome Botschaften sind. Und dass echte Heilung von innen kommt.

Kapitel 30

Die tiefe Meditation zur Aktivierung der inneren Heilkräfte

»In jedem Menschen lebt ein Heiler. Er wartet nur darauf, gerufen zu werden.«

Es gibt Momente in der therapeutischen Arbeit, in denen Techniken nicht ausreichen. Momente, in denen etwas Tieferes gebraucht wird: eine Begegnung mit der **inneren Heilkraft** selbst. Diese Kraft hat viele Namen: der innere Arzt, die Selbstheilungskraft, das höhere Selbst, die Lebensenergie. In der SpinalMind-Arbeit nenne ich sie den Inneren Heiler.

Der Innere Heiler ist keine Fantasie und keine Metapher. Er ist eine erfahrbare Realität. Eine Präsenz, die in tiefer Meditation oder Trance wahrgenommen, visualisiert und aktiviert werden kann. Diese Arbeit gehört zu den tiefsten und wirksamsten Interventionen, die ich kenne.

Das Konzept des Inneren Heilers

Der Körper heilt sich selbst. Jeden Tag. Jede Sekunde. Wunden schließen sich, Knochen wachsen zusammen, Zellen erneuern sich. Diese Heilkraft ist kein Zufall, sie ist organisierte Intelligenz. Eine Weisheit, die genau weiß, was der Körper braucht.

In der tiefen Meditation bekommt diese Intelligenz ein Gesicht und eine Form. Der Klient sieht sie als Wesen, als den Inneren Heiler, und erlaubt ihm, seine Arbeit zu tun. Dies ist keine Einbildung, sondern eine gezielte Nutzung der Imagination, um reale physiologische und psychologische Prozesse zu aktivieren.

Die Ebenen der Arbeit

Der Innere Heiler arbeitet auf mehreren Ebenen gleichzeitig:

- **Die Teilchenebene:** Auf der tiefsten, subatomaren Ebene, wo Materie und Energie ineinander übergehen. Hier, im Quantenfeld der Möglichkeiten, beginnt alle Heilung.
- **Die Zellebene:** Wo Zellen kommunizieren, sich regenerieren, alte Muster lösen und neue bilden.
- **Die Organebene:** Wo Organe ihre Funktion wiederfinden, ihre emotionale Last abgeben.
- **Die Systemebene:** Wo das Nervensystem, das Immunsystem, alle Systeme in Harmonie kommen.
- **Die Zeitebene:** Wo der Heiler zwischen Vergangenheit und Zukunft wandert, alte Muster in der Vergangenheit heilt und Gesundheit in die Zukunft trägt.

Der Heilkoffer

Der Innere Heiler kommt nicht mit leeren Händen. Er trägt einen **Heilkoffer mit sich, gefüllt mit allen** Werkzeugen, die für diese spezifische Heilung gebraucht werden. Diese Werkzeuge können viele Formen annehmen:

- Licht in verschiedenen Farben
- Heilende Flüssigkeiten oder Salben
- Feine Instrumente für präzise Arbeit
- Kristalle oder Energiequellen
- Wärme oder Kühle
- Lösungsmittel für Blockaden
- Nährmittel für erschöpfte Bereiche
- Und vieles mehr, was immer gebraucht wird

Der Klient selbst bestimmt (oft unbewusst), welche Werkzeuge der Heiler mitbringt. Das Unbewusste weiß, was gebraucht wird.

Die Durchführung

Die Meditation des Inneren Heilers kann auf verschiedene Weisen durchgeführt werden:

- **Selbstständig:** Als tiefe Eigenmeditation, im Geist geführt
- **Geführt:** Als angeleitete Meditation/Hypnose durch einen Therapeuten
- **Mit Occiput-Griff:** In Kombination mit craniosacraler Berührung am Hinterkopf, was die Tiefe und Wirkung erheblich verstärkt

Vorbereitung

1. **Raum schaffen:** Ruhige, ungestörte Umgebung. Angenehme Temperatur. Gedämpftes Licht.
2. **Position:** Liegend (bevorzugt) oder bequem sitzend.
3. **Occiput-Griff (optional):** Der Therapeut legt seine Hände sanft unter den Hinterkopf des Klienten, dort wo Schädel und Wirbelsäule sich verbinden. Dies aktiviert das parasympathische Nervensystem und vertieft die Trance.
4. **SpinalMind-Scan:** Vor der Heiler-Meditation sollte ein Scan durchgeführt worden sein, damit bekannt ist, *wo* der Heiler arbeiten soll.

▲ **Wichtiger Hinweis:** Diese Arbeit ist hochprofessionelle Hypnose/Meditation und erfordert Erfahrung. Bei empfindlichen Personen kann sie sehr starke Emotionen auslösen, besonders wenn der Heiler den Körper verlässt und von außen arbeitet. Stelle sicher, dass der Klient stabil ist und genügend Ressourcen hat.

Die Meditation: vollständige Anleitung

Im Folgenden eine vollständige Anleitung für die geführte Meditation. Die Sprache ist hypnotisch-permissiv. Passe sie an deinen eigenen Stil und den Klienten an.

Phase 1: Induktion und Vertiefung

> *»Schließe jetzt deine Augen... und erlaube deinem Körper, sich auf der Unterlage niederzulassen... Spüre, wie die Schwerkraft dich hält... wie der Boden dich trägt...*
>
> *Mit jedem Atemzug sinkst du ein wenig tiefer... tiefer in Entspannung... tiefer in dich selbst... Der Atem fließt von allein... ein und aus... wie Wellen am Strand...*
>
> *Und während du hier liegst... beginnt sich dein Bewusstsein zu weiten... über diesen Raum hinaus... über diesen Moment hinaus... Du nimmst dein ganzes Wesen wahr... alles, was du bist... alles, was du warst... alles, was du sein wirst...*
>
> *Spüre für einen Moment deine Vergangenheit... all die Jahre, die hinter dir liegen... die Erfahrungen, die dich geformt haben... Sie sind Teil von dir...*
>
> *Und spüre deine Zukunft... die Jahre, die vor dir liegen... voller Möglichkeiten... Du existierst in diesem Kontinuum aus Zeit... Vergangenheit, Gegenwart, Zukunft... alles gleichzeitig...*
>
> *Sinke noch tiefer... tiefer als Gedanken... tiefer als Gefühle... bis in die tiefste Ebene deines Seins... die Ebene, wo Materie und Energie ineinander übergehen... die Teilchenebene... das Quantenfeld... der Raum aller Möglichkeiten...«*

Phase 2: Begegnung mit dem Inneren Heiler

»Und hier, in dieser tiefsten Tiefe... beginnt etwas sichtbar zu werden... eine Präsenz... ein Licht... eine Gestalt...

Dies ist dein Innerer Heiler... Die Verkörperung deiner inneren Heilkraft... deiner Lebensenergie... deiner tiefsten Weisheit...

Nimm wahr, wie er oder sie erscheint... Vielleicht als Gestalt... vielleicht als reines Licht... vielleicht als Gefühl von Präsenz... Jede Form ist richtig... dein Heiler zeigt sich so, wie es für dich richtig ist...

Und bemerke... der Heiler trägt etwas bei sich... einen Koffer... eine Tasche... ein Behältnis voller Werkzeuge... Alles, was für deine Heilung gebraucht wird, ist darin... Der Heiler weiß genau, was du brauchst...

Nimm dir einen Moment... begrüße deinen Inneren Heiler... Spüre die Verbindung... die bedingungslose Liebe... die Weisheit... Er ist immer für dich da gewesen... und wird es immer sein...«

Phase 3: Die Arbeit im Inneren

»Jetzt beginnt der Heiler seine Arbeit... Er bewegt sich zu den Stellen, die sich vorher im Scan gezeigt haben... [nenne die spezifischen Bereiche]...

Beobachte, wie der Heiler den Koffer öffnet... und das erste Werkzeug herausnimmt... Welches Werkzeug ist es?... Vielleicht Licht... vielleicht etwas anderes... Es ist genau das Richtige...

Und jetzt beginnt die Heilung... Auf der tiefsten Ebene... der Teilchenebene... dort, wo alles möglich ist... Beobachte, wie der Heiler arbeitet... sanft... präzise... wissend...

Spüre, wie etwas sich verändert... wie Blockaden sich lösen... wie Energie zu fließen beginnt... wie alte Muster weichen... Der Heiler weiß genau, was zu tun ist...

Vielleicht verwendet er verschiedene Werkzeuge... eines nach dem anderen... Jedes genau richtig für diesen Moment... Lass ihn arbeiten... du musst nichts tun... nur beobachten... empfangen... zulassen...«

Phase 4: Der Heiler tritt nach außen

▲ **Achtung:** Diese Phase kann bei empfindlichen Personen sehr starke Emotionen auslösen. Beobachte den Klienten genau. Wenn nötig, bleib bei der inneren Arbeit.

»Und jetzt... wenn du bereit bist... darf etwas Besonderes geschehen...

Der Innere Heiler beginnt, sich nach außen zu bewegen... langsam... sanft... Er tritt aus deinem Körper heraus... vielleicht durch die Haut... vielleicht als Licht, das sich ausbreitet...

Und plötzlich ist er neben dir... über dir... um dich herum... Du kannst ihn von außen sehen... diese heilende Präsenz...

Von außen kann der Heiler deinen Körper auf neue Weise sehen... Er sieht das ganze Bild... alle Zusammenhänge... alle Muster...

Und jetzt arbeitet er von außen... Mit Werkzeugen aus seinem Koffer... Er berührt die Stellen, die Heilung brauchen... von außen... Spüre diese Berührung... diese heilende Energie, die von außen kommt...

Lass alle Gefühle zu, die auftauchen... Es ist sicher... Der Heiler ist bei dir... hält dich... heilt dich...«

Phase 5: Wandern durch die Zeit

»Und jetzt beginnt der Heiler, sich durch die Zeit zu bewegen... Er wandert zwischen Innen und Außen... zwischen Vergangenheit und Zukunft...

Zuerst geht er in deine Vergangenheit... Denn dort liegen die Muster, die geheilt werden müssen... Die Momente, in denen die Blockaden entstanden... Die Erfahrungen, die sich im Körper eingeschrieben haben...

Der Heiler findet diese Momente... diese Muster... Er muss sie nicht alle zeigen... Er weiß, was zu tun ist... Beobachte, wie er in der Vergangenheit heilt... alte Wunden schließt... alte Knoten löst... alte Dunkelheit in Licht verwandelt...

Die Vergangenheit verändert sich... nicht die Ereignisse... aber ihre Wirkung auf dich... Das Gift wird neutralisiert... die Last wird leichter...

Und jetzt... bewegt sich der Heiler in deine Zukunft... Er trägt die Heilung dorthin... die Gesundheit... die neue Perspektive...

Sieh, wie deine Zukunft sich erhellt... Spüre, wie dort eine neue Version von dir wartet... freier... leichter... gesünder...

Der Heiler verankert die Heilung in deiner Zukunft... pflanzt Samen der Gesundheit... macht den Weg frei... Deine Zukunft wird gestärkt durch diese Arbeit...

Und der Heiler wandert hin und her... Vergangenheit... Zukunft... Innen... Außen... Er verbindet alles... heilt auf allen Ebenen... in allen Zeiten...«

Phase 6: Rückkehr und Integration

»Die Arbeit neigt sich dem Ende zu... Der Heiler hat getan, was heute zu tun war... Nicht alles auf einmal... aber genau das Richtige für jetzt...

Wenn der Heiler draußen war, kehrt er jetzt sanft zurück... zurück in deinen Körper... zurück in dein Inneres... Er nimmt seinen Platz wieder ein... in der Tiefe deines Wesens... immer präsent... immer bereit...

Danke deinem Inneren Heiler... für diese Arbeit... für diese Heilung... Er wird wiederkommen, wann immer du ihn rufst...

Und jetzt... beginne langsam zurückzukehren... in diesen Raum... in diesen Moment... Spüre deinen Körper auf der Unterlage... spüre deine Füße... deine Hände...

Bringe alles mit, was du erfahren hast... die Heilung... die Erkenntnisse... das Gefühl von Verbindung...

Bewege sanft deine Finger... deine Zehen... Nimm einen tieferen Atemzug...

Und wenn du bereit bist... öffne deine Augen... Willkommen zurück.«

Die Dynamik von Zeit und Raum

Die Arbeit mit dem Inneren Heiler nutzt eine besondere Eigenschaft des Unbewussten: Für das Unbewusste gibt es keine lineare Zeit. Vergangenheit, Gegenwart und Zukunft existieren gleichzeitig und sind alle veränderbar.

Warum in der Vergangenheit heilen?

Die Muster, die du im Körper findest (die Blockaden, die Farben, die Spannungen), haben ihre Wurzeln in der Vergangenheit. Sie entstanden in Momenten, als der Körper etwas nicht verarbeiten konnte. Indem der Heiler in diese Momente zurückreist, kann er:

- Die eingefrorene Energie lösen
- Die emotionale Ladung neutralisieren
- Das Nervensystem neu kalibrieren
- Die Wirkung des Traumas auf die Gegenwart verändern

Warum in die Zukunft tragen? (Future Pace)

Die Heilung in der Vergangenheit ist nicht genug. Der neue, gesunde Zustand muss in die Zukunft *verankert* werden. Dafür sorgt das Future Pace, eine Technik aus dem NLP, die neuronal wirkt:

- Das Gehirn übt die neue Realität
- Neue neuronale Pfade werden angelegt
- Die Erwartung von Gesundheit wird programmiert
- Der Körper bekommt eine Vorlage für Heilung

Das Pendeln zwischen Innen und Außen

Wenn der Heiler den Körper verlässt und von außen arbeitet, geschehen mehrere Dinge:

- **Perspektivwechsel:** Der Klient erlebt sich von außen, was oft tiefe Erkenntnisse bringt
- **Distanz:** Manchmal braucht es Abstand, um zu heilen
- **Ganzheitliche Sicht:** Von außen sieht man das ganze Muster
- **Emotionale Intensität:** Dieser Moment kann sehr starke Gefühle auslösen: oft Gefühle der Rührung, der Liebe zu sich selbst, manchmal auch Trauer um das, was war

Anwendung mit dem Occiput-Griff

Die Wirkung der Inneren-Heiler-Meditation wird erheblich verstärkt, wenn sie mit dem **Occiput-Griff** kombiniert wird, einer Grundtechnik aus der craniosacralen Arbeit (Osteopathie).

Die Technik

1. **Position:** Der Klient liegt auf dem Rücken. Der Therapeut sitzt am Kopfende.
2. **Handposition:** Die Hände werden sanft unter den Hinterkopf (Occiput) gelegt. Die Finger zeigen nach oben, die Handflächen tragen das Gewicht des Schädels.
3. **Kontaktpunkt:** Der Kontakt ist dort, wo der Schädel auf die Wirbelsäule trifft: die Region von C0 (Occiput) und C1 (Atlas).
4. **Druck:** Minimal. Es geht nicht um Manipulation, sondern um Präsenz.
5. **Wirkung:** Diese Berührung aktiviert direkt den Parasympathikus, vertieft die Trance und signalisiert dem Nervensystem tiefe Sicherheit.

Warum es wirkt

- Der Occiput ist der »Seher«, verbunden mit den höheren Bewusstseinsebenen
- Hier verlaufen wichtige Nervenbahnen und der Liquor fließt
- Die Berührung simuliert das »Gehaltenwerden«, eine uralte Sicherheitserfahrung
- Die Amygdala beruhigt sich, das System wird empfänglich für tiefe Arbeit

Tipp: Halte den Occiput-Griff während der gesamten Meditation. Die Kombination aus Berührung und geführter Visualisierung wirkt tief.

Nachbereitung und Integration

Nach einer Inneren-Heiler-Meditation braucht der Klient Zeit und Raum zur Integration:

- **Nicht sofort aufstehen:** Einige Minuten liegen bleiben, nachspüren
- **Wasser trinken:** Hilft beim Erden und Integrieren
- **Teilen (optional):** Manche möchten erzählen, was sie erlebt haben. Andere nicht. Beides ist in Ordnung
- **Folgeeffekte:** In den Tagen danach können Träume, Emotionen, körperliche Veränderungen auftreten. Alles ist Teil der Integration

»Der Innere Heiler ist keine Technik, die du anwendest. Er ist eine Begegnung mit dem Teil von dir, der immer ganz war und immer ganz sein wird.«

Kapitel 31

Grundprinzipien der Intervention

Die Kunst des Begleitens

1. Der Körper führt

Das wichtigste Prinzip: **Du reparierst nichts. Du begleitest.** Der Körper weiß, was er braucht. Deine Aufgabe ist es, den Raum zu schaffen, in dem er es finden kann.

Das bedeutet konkret:

- Folge den Signalen des Körpers, nicht deinen Interpretationen
- Wenn Widerstand auftaucht, dränge nicht, er hat einen Grund
- Tempo wird vom Körper bestimmt, nicht vom Verstand
- Vertraue dem Prozess, auch wenn er nicht linear verläuft

2. Sicherheit zuerst

Das Nervensystem löst nur, wenn es sich sicher fühlt. Ohne Sicherheit keine Heilung. Das bedeutet:

- **Physische Sicherheit:** Bequeme Position, angenehme Temperatur, keine Störungen
- **Emotionale Sicherheit:** Keine Bewertung, kein Druck, volle Akzeptanz
- **Beziehungssicherheit:** Vertrauen in den Begleiter, klare Grenzen, Kontrolle beim Klienten
- **Ressourcen-Sicherheit:** Immer einen »sicheren Hafen« etablieren, bevor tiefe Arbeit beginnt

3. Ressourcen vor Trauma

Bevor du in schwieriges Material gehst, stelle sicher, dass die Person Ressourcen hat: innere und äußere Quellen von Stabilität und Kraft.

Ressourcen können sein:

- Eine Körperstelle, die sich gut anfühlt
- Eine Erinnerung an einen sicheren Ort
- Ein inneres Bild von Stärke oder Schutz
- Der Kontakt zu einem unterstützenden Menschen
- Der Atem selbst

Wenn starke Aktivierung auftritt (Zittern, Tränen, Panik), **pendele zurück zur Ressource** (siehe Kapitel 13: Pendel-Technik nach Peter Levine).

4. Titration: Weniger ist mehr

Titration bedeutet: Kleine Dosen. Nicht alles auf einmal. Der Körper kann nur verarbeiten, was er integrieren kann. Zu viel auf einmal führt zu Überflutung und Re-Traumatisierung.

Konkret:

- Arbeite mit einem Segment, nicht mit allen gleichzeitig
- Berühre das Thema, dann lass es wieder los
- Beobachte die Reaktion, bevor du weitergehst
- Lieber drei kurze Sitzungen als eine überwältigende

5. Integration ist alles

Eine Erfahrung ist erst dann heilsam, wenn sie integriert ist. Integration bedeutet:

- Zeit lassen nach intensiven Momenten
- Die Erfahrung im Körper landen lassen
- Verbindung zur Gegenwart herstellen (Raum, Zeit, Körper)
- Nicht sofort zur nächsten Sache springen
- Den Körper fragen: »Was brauchst du jetzt?«

6. Das Neuroplastizitätsfenster nutzen

Wenn ein altes Muster aktiviert wird (z.B. eine Blockade im Scan auftaucht), öffnet sich ein *Rekonsolidierungsfenster, eine Zeitspanne*, in der das Gedächtnis formbar ist.

In diesem Fenster (bis zu etwa 6 Stunden nach Aktivierung) kannst du:

1. **Aktivieren:** Das alte Muster leicht berühren (nicht überfluten)
2. **Neue Erfahrung anbieten:** Ressource, Sicherheit, neue Perspektive
3. **Verankern:** Die neue Erfahrung im Körper spüren lassen

So wird das alte Muster nicht gelöscht, aber aktualisiert und mit neuer Information überschrieben.

Kapitel 32

Das Interventions-Repertoire

Werkzeuge für die Transformation

Hier findest du konkrete Techniken, die du einsetzen kannst, wenn der Scan ein Segment aufgezeigt hat. Wähle intuitiv oder frage den Körper, was er braucht.

1. Bewusste Berührung

Wann: Bei jedem Segment. Grundtechnik.

Wie:

1. Lege deine Hand (oder lass den Klienten seine Hand legen) auf die Region des Segments.
2. Halte still. Keine Massage, kein Druck. Nur Präsenz.
3. Atme bewusst zu dieser Stelle hin.
4. Frage innerlich: »Was möchtest du mir zeigen?«
5. Warte. Beobachte. Empfange.

Warum es wirkt: Bewusste Berührung aktiviert den Parasympathikus, erhöht die Durchblutung und signalisiert dem Gewebe: »Du wirst wahrgenommen.«

2. Atmen ins Segment

Wann: Bei Spannungen, Blockaden, »totem« Gefühl.

Wie:

1. Richte deine Aufmerksamkeit auf das Segment.

2. Beim Einatmen: Stelle dir vor, der Atem fließt direkt dorthin.

3. Beim Ausatmen: Lass Spannung, Schmerz oder Dunkelheit abfließen.

4. Wiederhole 5–10 Atemzüge.

5. Beobachte Veränderungen: Wärme? Kribbeln? Emotionen?

Variation: Atme eine Farbe ein, die Heilung symbolisiert. Atme die »Blockaden-Farbe« aus.

3. Dialog mit dem Segment

Wann: Wenn du verstehen willst, *warum* ein Segment blockiert ist.

Wie:

1. Richte deine Aufmerksamkeit auf das Segment.

2. Begrüße es: »Ich nehme dich wahr. Ich bin hier.«

3. Stelle Fragen (innerlich oder laut):

- »Wie lange bist du schon so?«
- »Was schützt du?«
- »Was brauchst du, um dich zu lösen?«
- »Was würdest du sagen, wenn du sprechen könntest?«

4. Warte auf Antworten. Sie kommen als Bilder, Gefühle, Worte, Körperempfindungen.

5. Danke dem Segment für seine Botschaft.

4. Farb-Transformation

Wann: Besonders wirksam nach dem Scan, wenn Farben bereits etabliert sind.

Wie:

1. Erinnere dich an die Farbe, die das Segment im Scan hatte.
2. Frage: »Welche Farbe braucht dieses Segment jetzt?«
3. Visualisiere, wie die heilende Farbe langsam in das Segment fließt.
4. Beobachte, wie die alte Farbe sich wandelt oder weicht.
5. Lass das Segment in der neuen Farbe leuchten.

Farbzuordnungen (Orientierung):

- **Grün:** Heilung, Balance, Herzenswärme
- **Blau:** Ruhe, Kühlung, Kommunikation
- **Gold:** Kraft, Wärme, Selbstwert
- **Weiß:** Reinigung, Klarheit, Schutz
- **Rosa:** Sanftheit, Selbstliebe, Trost

5. Bewegungsimpuls

Wann: Bei eingefrorener Energie, unterdrückten Impulsen, Gefühl des »Feststeckens«.

Wie:

1. Spüre in das Segment. Frage: »Welche Bewegung will hier entstehen?«

2. Lass den Körper antworten: vielleicht ein Zucken, ein Drehen, ein Strecken.

3. Folge dieser Bewegung. Verstärke sie sanft.

4. Wenn Emotionen aufsteigen, lass sie zu. Bewegung und Emotion gehören zusammen.

5. Lass die Bewegung von selbst ausklingen.

Beispiele:

- HWS (C1–C7): Kopfschütteln (Nein sagen), Nicken (Ja sagen), Kreisen
- BWS (Th1–Th12): Schultern hochziehen und fallen lassen, Brustkorb öffnen
- LWS (L1–L5): Becken kippen, Seitneigung, sanftes Wiegen
- Sakrum: Beckenkreisen, Wiegen im Stehen, Stampfen

6. Ton und Vibration

Wann: Besonders bei HWS und BWS. Bei emotionaler Ladung. Zur Vagus-Aktivierung.

Wie:

1. Atme tief ein.
2. Beim Ausatmen: Erzeuge einen Ton, der zur Region passt:
   - Kopf/HWS: Hohe Töne, Summen »Mmmmm«
   - Herz/BWS: Mittlere Töne, »Aaaah«, »Oooom«
   - Bauch/LWS: Tiefe Töne, »Uuuuh«, Brummen
   - Becken/Sakrum: Tiefste Töne, Growlen, Vibrieren
3. Spüre, wie der Ton das Gewebe in Vibration versetzt.
4. Experimentiere mit Lautstärke und Tonhöhe.

Warum es wirkt: Vibration löst faszialen Kleber, aktiviert den Vagus und ermöglicht emotionale Entladung.

7. Die Schlüsselfrage stellen

Wann: Immer. Die einfachste und oft wirksamste Intervention.

Wie:

1. Schaue in der Matrix die Schlüsselfrage für das Segment nach.
2. Stelle die Frage sanft und offen, ohne Erwartung.
3. Lass Zeit für die Antwort. Sie kommt oft verzögert.
4. Höre zu, ohne zu korrigieren, zu interpretieren oder zu beraten.
5. Frage nach: »Und was noch?«

Die Kraft der Frage: Eine gute Frage öffnet Türen, die keine Antwort öffnen könnte. Sie aktiviert die innere Weisheit.

8. Das Pendeln (nach Peter Levine)

Wann: Bei starker emotionaler Aktivierung. Wenn Überflutung droht.

Wie:

1. Identifiziere den »Hotspot«, die Stelle mit der stärksten Aktivierung.
2. Identifiziere eine Ressource, eine Körperstelle, die sich neutral oder gut anfühlt.
3. Richte die Aufmerksamkeit auf den Hotspot. Spüre kurz hinein.
4. Dann: Wechsle zur Ressource. Spüre die Erleichterung.
5. Pendle hin und her: Hotspot, Ressource, Hotspot, Ressource.
6. Mit der Zeit wird der Hotspot weniger intensiv.

Warum es wirkt: Das Pendeln lehrt das Nervensystem, dass es zwischen Aktivierung und Ruhe wechseln kann. Diese Fähigkeit, geht bei Trauma oft verloren.

TEIL VII

Hypnosomatic-Methode

Ganzheitliche Transformation durch neuro-somatische Arbeit

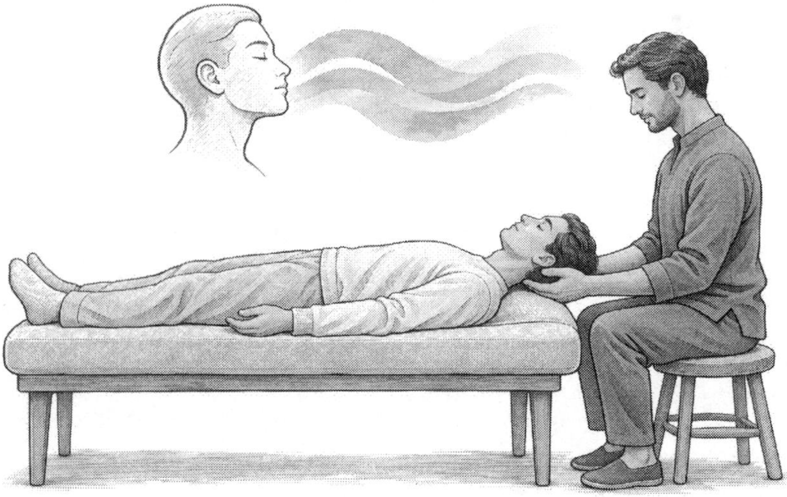

» Was du fühlst, ist nicht zufällig. Es ist ein Echo deiner inneren Welt.« Valeri Schick

In Teil VI hast du die Werkzeuge kennengelernt, mit denen du einem Segment begegnest: die Berührung, den Atem, die Frage, die Farbe und den Inneren Heiler. Jedes davon wirkt für sich. In Trance wirken sie anders. Die Kontrolle tritt einen Schritt zurück, das Nervensystem kommt in Sicherheit, und das Segment antwortet, bevor der Verstand sortiert hat.

Diese Verbindung aus Körperarbeit und Trance hat einen Namen: Hypnosomatic.

Kapitel 33

Was ist Hypnosomatic?

Die Brücke zwischen Körper, Nervensystem und Psyche

Hypnosomatic ist keine einzelne Technik. Es ist eine ganzheitliche Denkweise, eine Perspektive, aus der der Mensch als vollständiges Wesen betrachtet wird. Ich habe Hypnosomatic entwickelt. Es verbindet das Teilemodell aus dem NLP, Hypnose, Farbpsychologie, EMDR und den Occiput Hold mit hypnotischer Sprache zu einem integrativen Ansatz.

Der Grundgedanke

Der Körper ist nicht nur eine Ansammlung von Zellen und Organen, sondern ein lebendiges System, das in ständigem Austausch mit Geist und Emotionen steht. In diesem Dialog zwischen Körper und Psyche werden Erfahrungen verarbeitet oder eben nicht verarbeitet.

Wenn du Gefühle unterdrückst, Traumata nicht verarbeitest oder chronischem Stress ausgesetzt bist, findet die Seele oft einen Weg, sich durch körperliche Symptome auszudrücken. Schmerz ist nicht nur ein physisches Signal. Er kann eine Botschaft sein.

»Ein schmerzender Rücken kann mehr sein als ein muskuläres Problem. Eine Panikattacke ist mehr als eine biochemische Fehlfunktion. Was wäre, wenn hinter vielen dieser Beschwerden ungelöste emotionale Konflikte oder unterbewusste Ängste stehen?«

Die drei Säulen der Hypnosomatic

1. **Der Körper als Tor zur Seele:** Der Körper trägt die Erfahrungen, die du gemacht hast. Über gezielte Wahrnehmungsübungen wird Zugang zu tief verankerten emotionalen Mustern geschaffen.
2. **Das Nervensystem als Schlüssel:** Durch Arbeit mit dem autonomen Nervensystem (Vagus-Aktivierung, parasympathische Regulation) wird ein Zustand geschaffen, in dem Veränderung möglich ist.
3. **Hypnotische Sprache als Brücke:** Durch permissive, metaphorische Sprache wird das Unbewusste eingeladen, an der Transformation mitzuarbeiten, ohne Widerstand und ohne Retraumatisierung.

Der Unterschied zu klassischen Ansätzen

Herkömmliche Methoden arbeiten oft mit der bewussten Konfrontation von schmerzhaften Erlebnissen. Alte Erfahrungen sollen erinnert, analysiert und durchlebt werden. Doch in vielen Fällen führt dies zu Retraumatisierung: Das System wird erneut überflutet, die inneren Abwehrmechanismen werden gestresst.

Hypnosomatic geht einen anderen Weg: **behutsam und respektvoll**. Der Klient wird nicht retraumatisiert, sondern findet auf gesunde Weise Zugang zu seinen inneren Konflikten. Heilung geschieht nicht durch Analyse, sondern durch *Resonanz, Beziehung, Berührung und emotionale Recodierung*.

> **Buchempfehlung:** Für eine umfassende Darstellung der Hypnosomatic-Methode empfehle ich mein Buch »Hypnosomatic – Ganzheitliche Transformation« (ISBN: 978-3-00-084151-4), das die neurobiologischen Grundlagen, Techniken und Anwendungen detailliert beschreibt.

Kapitel 34

Der Hypnosomatic-Prozess

Von der Wahrnehmung zur Transformation

Eine Hypnosomatic-Sitzung folgt einem durchdachten Ablauf, der Körperwahrnehmung, Tranceinduktion, Farbarbeit und Integration verbindet. Hier ist der Prozess, wie er mit SpinalMind kombiniert werden kann:

Phase 1: Sicherheit und Rapport

Bevor jede tiefe Arbeit beginnen kann, braucht das Nervensystem **Sicherheit**. Die Amygdala, das emotionale Alarmsystem des Gehirns, öffnet sich nur, wenn der Mensch Sicherheit erfährt.

> **Praktisch:** Ruhiger Raum, angenehme Temperatur, keine Störungen. Kurzes Gespräch, um anzukommen. Vagus-Aktivierung durch Seufzen, Summen, kohärenten Atem.

Der Aufbau von Rapport, der emotionalen Resonanz zwischen Therapeut und Klient, ist zentral. Ist der Rapport stark, wird die Amygdala weniger aktiv und Veränderung kann geschehen.

Phase 2: Craniosacraler Zugang

In der Hypnosomatic beginnt die Kontaktaufnahme oft über den **craniosacralen Zugang**: Die sanfte Berührung am Hinterkopf, dort, wo der Schädel mit der Wirbelsäule verbunden ist, wirkt direkt auf das autonome Nervensystem.

> **Wirkung:** Der Liquor cerebrospinalis (Gehirn- und Rückenmarksflüssigkeit) fließt in einem rhythmischen Muster. Dieser Rhythmus kann ertastet werden und gibt Aufschluss über den Zustand des Nervensystems.

Der Körper fühlt: *Ich bin gehalten. Ich bin sicher.*

Phase 3: Trance und hypnotische Sprache

Durch hypnotische Sprachmuster wird das Gehirn in einen Zustand erhöhter **Plastizität** versetzt. Die Filter, die im Alltag kritisch und wertend agieren, treten zurück. In dieser sensiblen Phase wird Sprache zu einem machtvollen Wirkfaktor.

Neurophysiologisch zeigt sich dies in einer Zunahme der *Theta-Wellen-Aktivität (4–7 Hz)*, die mit tiefer Entspannung, Imagination und emotionalem Lernen assoziiert ist.

> **Beispiel:** »Du kannst jetzt spüren, wie dein Körper langsam zur Ruhe kommt... jeder Atemzug bringt dich ein kleines Stück tiefer nach innen...«

Die Sprache ist **permissiv, nicht direktiv**. Sie gibt Optionen, keine Befehle. Dies fördert das Gefühl von Kontrolle und Sicherheit.

Phase 4: Der SpinalMind-Scan

In diesem Zustand erhöhter Rezeptivität wird der SpinalMind-Scan durchgeführt. Der Klient wird eingeladen, seine Wirbelsäule innerlich abzuwandern und Farben, Empfindungen oder Bilder wahrzunehmen.

> **Anleitung:** »Wandere nun in deinem inneren Raum langsam entlang deiner Wirbelsäule... beginne oben, am Hinterkopf, dort wo der Schädel auf den Nacken trifft... und beobachte, welche Farben, Empfindungen oder Bilder dort auftauchen...«

Phase 5: Farbarbeit und submodale Transformation

Ein zentrales Element der Hypnosomatic ist die **Arbeit mit Farben**. Farben sprechen das emotionale Gehirn direkt an, ohne den Umweg über Sprache und Analyse.

Wenn ein Segment im Scan eine belastende Farbe zeigt (rot, schwarz, grau), wird der Klient eingeladen, diese Farbe zu *transformieren*:

Prozess:

1. Frage: »Welche Farbe hat dieser Bereich?«
2. Frage: »Wie fühlt sich diese Farbe an?«
3. Frage: »Welche Farbe bräuchte dieser Bereich, um sich besser zu fühlen?«
4. Einladung: »Lass diese heilende Farbe jetzt langsam in den Bereich fließen...«
5. Beobachtung: »Was verändert sich, wenn die neue Farbe sich ausbreitet?«

Dies ist **submodale Transformation**: Das gezielte Verändern innerer Vorstellungen (Größe, Farbe, Intensität) wirkt sich direkt auf die emotionalen Schaltstellen der Amygdala aus. Was unangenehm war, kann umcodiert werden.

Phase 6: Bilaterale Stimulation

Hypnosomatic nutzt **bilaterale Stimulation, also rhythmische, wechselseitige Reize, um die Verarbeitung** zu unterstützen. Dies kann durch sanftes Klopfen, wechselseitige Berührung oder Augenbewegungen geschehen.

Die bilaterale Stimulation fördert die Kommunikation zwischen den Gehirnhälften und unterstützt die Integration von emotional beladenem Material.

Phase 7: Integration und Future Pace

Zum Abschluss wird die neue Erfahrung verankert. Die **Future Pace-Methode** aus dem NLP erlaubt es, eine Visualisierung der Zukunft zu erschaffen:

> **Anleitung:** »Stell dir vor, du gehst in die Zukunft... vielleicht ein paar Wochen, vielleicht ein paar Monate... und du erlebst eine Situation, in der du früher diese Blockade gespürt hättest... Wie fühlt es sich jetzt an, mit dieser neuen Farbe, diesem neuen Gefühl?«

Kapitel 35

Die Werkzeuge in Trance

Wie Hypnosomatic die Werkzeuge aus Kapitel 32 vertieft

Dein Klient liegt auf der Liege, deine Hände liegen unter seinem Hinterkopf. Vor zehn Minuten hat er dir noch erklärt, warum sein Nacken seit Jahren fest ist. Jetzt atmet er langsamer, die Lider werden schwer, und als du fragst, welche Farbe der Bereich zwischen seinen Schulterblättern hat, kommt die Antwort ohne Zögern: »Grau. Wie nasser Beton.«

Im Wachzustand hätte er nachgedacht, abgewogen und vielleicht »weiß nicht« gesagt. In Trance antwortet das Segment selbst. Die Werkzeuge aus Kapitel 32 bleiben dieselben. Es ändert sich der Zustand, in dem du sie einsetzt: Der Klient liegt im Occiput Hold, sein Nervensystem ist in Sicherheit, und deine Sprache führt ihn, statt ihn auszufragen.

Hypnosomatic verbindet dafür fünf Bausteine: das Teilemodell aus dem NLP, Hypnose, Farbpsychologie, EMDR und den Occiput Hold mit hypnotischer Sprache. Jedes der folgenden Werkzeuge greift auf mindestens einen davon zurück.

1. Bewusste Berührung im Occiput Hold

Wann: Zu Beginn jeder Sitzung und immer dann, wenn der Klient Halt braucht.

In Kapitel 32 legst du die Hand auf das Segment. In der Hypnosomatic-Sitzung beginnt die Berührung am Hinterkopf. Deine Hände tragen das Gewicht des Schädels, die Fingerkuppen liegen dort, wo C0 und C1 sich treffen. Das Nervensystem registriert das Gehaltenwerden, lange bevor der Verstand es einordnet.

Wie:

1. Lege deine Hände in den Occiput Hold und warte, bis der Atem des Klienten ruhiger wird.
2. Lade ihn ein, seine eigene Hand auf das Segment zu legen, das sich im Scan gezeigt hat. So berühren zwei Hände gleichzeitig: Deine hält, seine findet.
3. Halte still, ohne Druck und ohne Massage. Nur Präsenz.
4. Sprich permissiv: »Und während meine Hände dich halten ... kann deine Hand dort liegen bleiben ... und spüren, was sich unter ihr zeigen möchte ...«
5. Warte und beobachte Atem und Finger. Das Gewebe antwortet oft früher als die Worte.

Warum es wirkt: Die Berührung am Hinterkopf aktiviert den Parasympathikus und gibt dem Nervensystem das Signal, dass es sicher ist. Erst in dieser Sicherheit lässt das Segment unter der Hand des Klienten los.

2. Atmen ins Segment, hypnotisch geführt

Wann: Bei Spannung, bei Blockaden und bei einem Bereich, der sich »tot« anfühlt.

Allein geübt ist der Atem ins Segment eine Konzentrationsübung. In Trance wird er zu einem Bild, das der Körper ernst nimmt. Du zählst nicht mehr, du begleitest: Deine Stimme folgt dem Atem des Klienten und legt sich mit jedem Ausatmen ein wenig langsamer darüber.

Wie:

1. Pace zuerst den Atem, so wie er ist: »Du atmest ein ... und aus ...«
2. Führe den Atem dann zum Segment: »... und vielleicht kann der nächste Atemzug genau dorthin fließen, wo es eng ist ...«
3. Lass mit dem Ausatmen gehen, was gehen will: »... und mit dem Ausatmen darf etwas von dieser Spannung mitgehen ... ein Schmerz ... oder eine Dunkelheit ...«
4. Begleite so fünf bis zehn Atemzüge.
5. Frage nach Veränderung: Wärme? Kribbeln? Ein Gefühl, das aufsteigt?

Variation: Lass den Klienten eine Farbe einatmen, die für ihn Heilung bedeutet, und die Farbe der Blockade ausatmen. Damit beginnt bereits die Farbarbeit aus Werkzeug 4.

3. Dialog mit dem Segment als innerem Teil

Wann: Wenn du verstehen willst, warum ein Segment festhält.

Hier kommt das Teilemodell aus dem NLP ins Spiel. Für Hypnosomatic ist ein blockiertes Segment ein Teil des Menschen, der eine Aufgabe übernommen hat, meistens eine Schutzaufgabe, die irgendwann sinnvoll war. Deshalb fragst du nicht, wie die Blockade verschwindet. Du fragst, was sie schützt.

Wie:

1. Lass das Segment als Teil erscheinen: »Wenn dieser Bereich eine Gestalt hätte ... oder eine Stimme ... wie würde er sich zeigen?«
2. Begrüße den Teil: »Ich nehme dich wahr. Ich bin hier.«
3. Stelle die Fragen aus Kapitel 32, jetzt an den Teil gerichtet:
    a. »Wie lange bist du schon so?«
    b. »Was schützt du?«
    c. »Was brauchst du, um dich zu lösen?«
    d. »Was würdest du sagen, wenn du sprechen könntest?«
4. Würdige die Absicht des Teils, bevor du etwas veränderst: »Danke, dass du so lange aufgepasst hast.«
5. Frage, ob der Teil bereit ist, seine Aufgabe auf eine neue Art zu erfüllen. Die Antwort kommt als Bild, Gefühl, Wort oder Körperempfindung.
6. Danke dem Segment für seine Botschaft.

4. Farb-Transformation (Kernmethode)

Wann: Nach dem Scan, wenn die Farben bereits etabliert sind. Das zentrale Werkzeug von Hypnosomatic.

Farben erreichen das emotionale Gehirn ohne den Umweg über Erklärungen. Der Klient muss nicht wissen, warum sein Segment grau ist. Es reicht, dass er es sieht. In Trance wird die Farbe dichter, sie bekommt Temperatur und Gewicht, und genau dort setzt die Veränderung an.

Wie:

1. Erinnere den Klienten an die Farbe, die das Segment im Scan hatte.
2. Lass ihn hineinspüren: »Wie fühlt sich diese Farbe an?«
3. Frage: »Welche Farbe braucht dieses Segment jetzt?«
4. Lade ein: »Lass diese Farbe jetzt langsam hineinfließen ... so schnell oder so langsam, wie es für dich passt ...«
5. Beobachte mit ihm, wie die alte Farbe sich wandelt oder weicht.
6. Lass das Segment in der neuen Farbe leuchten.
7. Verankere mit der Frage: »Wie fühlt es sich jetzt an?«

Farbzuordnungen (Orientierung)

- **Grün:** Heilung, Balance, Herzenswärme
- **Blau:** Ruhe, Kühlung, Kommunikation, Klarheit
- **Gold:** Kraft, Wärme, Selbstwert, Weisheit
- **Weiß:** Reinigung, Klarheit, Schutz
- **Rosa:** Sanftheit, Selbstliebe, Trost
- **Violett:** Transformation, Spiritualität

Die Zuordnungen geben dir Orientierung. Wählt dein Klient für Heilung ein tiefes Dunkelblau, dann gilt sein Dunkelblau.

5. Hypnotische Sprachmuster

Wann: Während der gesamten Sitzung. Sie tragen alle anderen Werkzeuge.

Die Sprache entscheidet, ob ein Werkzeug als Anweisung ankommt oder als Einladung. Eine Anweisung prüft der Verstand. Eine Einladung nimmt das Unbewusste an, weil es nichts zu verteidigen gibt.

Hypnotische Sprache arbeitet mit:

- **Permissiven Formulierungen:** »Du könntest vielleicht ...«, »Vielleicht nimmst du wahr ...«
- **Pacing und Leading:** Erst beschreiben, was ist (»Du liegst hier, du atmest ...«), dann einladen (»... und vielleicht bemerkst du, wie sich deine Schultern entspannen ...«)
- **Metaphern:** »Wie ein Baum im Wind ... du bleibst verwurzelt, während sich das, was dich bewegt, weiterbewegen darf.«
- **Utilisation:** Alles, was geschieht, wird zur Ressource: »Wenn Gedanken kommen, ist das in Ordnung ... auch sie können Teil des Prozesses sein ...«

6. Ton und Vibration in Trance

Wann: Besonders bei HWS und BWS, bei emotionaler Ladung und zur Vagus-Aktivierung.

Ein Ton, den der Klient selbst erzeugt, ist Berührung von innen. Im Occiput Hold spürst du die Vibration unter deinen Händen, und der Klient spürt, dass du sie spürst. Lade ihn ein, den Ton genau dorthin zu schicken, wo das Segment sitzt.

Wie:

1. Lass den Klienten tief einatmen.
2. Beim Ausatmen erzeugt er einen Ton, der zur Region passt:
    a. Kopf/HWS: hohe Töne, Summen »Mmmmm«
    b. Herz/BWS: mittlere Töne, »Aaaah«, »Oooom«
    c. Bauch/LWS: tiefe Töne, »Uuuuh«, Brummen
    d. Becken/Sakrum: die tiefsten Töne, ein Brummen aus dem Becken (Growlen)
3. Spüre gemeinsam mit ihm, wie der Ton das Gewebe in Vibration versetzt.

Warum es wirkt: Vibration löst faszialen Kleber, aktiviert den Vagus und ermöglicht emotionale Entladung.

7. Pendeln mit bilateraler Stimulation

Wann: Bei starker emotionaler Aktivierung, wenn Überflutung droht.

In Kapitel 32 pendelt die Aufmerksamkeit zwischen Hotspot und Ressource. Hypnosomatic nimmt das Prinzip aus dem EMDR dazu: Während der Klient pendelt, tippst du abwechselnd auf seine rechte und linke Schulter, oder er tippt selbst im Butterfly-Hug. Der gleichmäßige Rhythmus gibt dem Nervensystem Halt, während das Thema in Bewegung kommt.

Wie:

1. Identifiziere den »Hotspot«, die Stelle mit der stärksten Aktivierung.
2. Identifiziere eine Ressource, eine Körperstelle, die sich neutral oder gut anfühlt.
3. Beginne mit der bilateralen Stimulation, ruhig und gleichmäßig.
4. Führe die Aufmerksamkeit kurz zum Hotspot: »... nur so lange, wie es gut auszuhalten ist ...«
5. Dann zur Ressource: »... und jetzt darf deine Aufmerksamkeit dorthin gehen, wo es sich sicher anfühlt ...«
6. Pendle im Takt der Stimulation hin und her, Hotspot und Ressource.
7. Mit der Zeit verliert der Hotspot an Intensität.

Warum es wirkt: Das Pendeln lehrt das Nervensystem, dass es zwischen Aktivierung und Ruhe wechseln kann. Diese Fähigkeit geht bei Trauma oft verloren. Die bilaterale Stimulation hält dabei das Arbeitsgedächtnis beschäftigt und nimmt der Erinnerung ihre Wucht.

Am Ende der Sitzung liegen deine Hände wieder still unter dem Hinterkopf. Der Klient kommt zurück, und manchmal ist das Erste, was er sagt, eine neue Farbe.

SpinalMind-Release

Die Augen als Tor zur Wirbelsäule: Neurologie trifft Osteopathie

Kapitel 36

Das SpinalMind-Release

Das SpinalMind-Release verbindet drei Werkzeuge zu einem einzigen Ansatz: die bilaterale Stimulation aus dem EMDR, die sanfte Berührung der Osteopathie und die verändernde Wirkung der hypnotischen Sprache.

Es ist entstanden aus der Beobachtung, dass viele cervikale Blockaden, jene hartnäckigen Verspannungen im Hals-Nacken-Bereich, nicht primär mechanischen Ursprungs sind. Sie tragen emotionale Signaturen. Und wenn du diese emotionale Komponente ansprichst, während du gleichzeitig das Gewebe berührst, geschieht etwas Bemerkenswertes: Die Blockade löst sich, oft innerhalb von Minuten.

»Was die Augen sehen, verarbeitet das Gehirn. Was das Gehirn verarbeitet, spürt die Wirbelsäule. Was die Wirbelsäule loslässt, befreit den Menschen.«

Die drei Säulen des SpinalMind-Release

Jede der drei Komponenten wirkt für sich. Ihre Stärke liegt darin, wie sie sich gegenseitig potenzieren.

1. Bilaterale Stimulation (EMDR-Prinzip)

Die bilaterale Stimulation, das rhythmische Wechseln zwischen rechter und linker Seite, wurde durch die EMDR-Therapie (Eye Movement Desensitization and Reprocessing) bekannt. Entwickelt von Francine Shapiro in den späten 1980er Jahren, nutzt EMDR horizontale Augenbewegungen, um traumatische Erinnerungen zu verarbeiten.

◆ **Neurobiologisch geschieht dabei Folgendes:**

- **Interhemisphärische Kommunikation:** Die Augenbewegungen aktivieren abwechselnd linke und rechte Gehirnhälfte. Dies fördert die Integration von Informationen, die bisher isoliert in einer Hemisphäre »feststeckten«.
- **Arbeitsgedächtnis-Entlastung:** Die Doppelbelastung (Erinnerung abrufen UND Augenbewegungen ausführen) reduziert die Intensität emotionaler Ladung.
- **REM-ähnlicher Zustand:** Die horizontalen Augenbewegungen ähneln denen im REM-Schlaf, jener Phase, in der das Gehirn von sich aus emotionales Material verarbeitet.
- **Parasympathikus-Aktivierung:** Rhythmische bilaterale Bewegungen beruhigen das autonome Nervensystem.

Die entscheidende Erkenntnis: Emotionen, die im Körper und speziell in der Wirbelsäule gespeichert sind, können durch bilaterale Stimulation adressiert werden. Nicht nur im Kopf. Im Gewebe selbst.

2. Sanfte Osteopathie (Tissue Release)

Die osteopathische Tradition kennt ein Phänomen, das jeder erfahrene Therapeut bestätigen kann: Manche Gewebe geben erst frei, wenn man aufhört, sie zu manipulieren, und stattdessen einfach wartet. Lauscht. Prä sent ist.

Im SpinalMind-Release nutzt du einen minimalen, kaum spürbaren Druck, nicht um mechanisch einzuwirken, sondern um dem Gewebe zu signalisieren:

»Ich bin hier. Ich nehme dich wahr.«

Die paravertebralen Punkte:

Im Bereich der Halswirbelsäule liegen beidseits der Dornfortsätze, etwa 1-2 cm lateral, die paravertebralen Weichteile: ein Komplex aus tiefer Nackenmuskulatur (multifidi, rotatores, semispinalis), Faszien, Bandstrukturen und neuralen Elementen.

Wenn ein Segment emotional oder physisch belastet ist, findest du dort häufig:

- **Myofasziale Triggerpunkte:** Verhärtete, schmerzhafte Knoten im Muskelgewebe
- **Fasziale Verdickungen:** Das Bindegewebe hat sich um alte Spannungen »zusammengezogen«
- **Segmentale Dysfunktionen:** Eingeschränkte Beweglichkeit des betroffenen Wirbelsegments
- **Vegetative Dysregulation:** Veränderte Durchblutung, Temperatur, Schweißsekretion

Die sanfte Berührung im SpinalMind-Release dient nicht der mechanischen Korrektur. Sie dient der Propriozeption, dem bewussten Spürbarmachen eines Bereichs, der vielleicht lange Zeit im Schatten lag.

3. Hypnotische Sprache

Während der gesamten Technik begleitest du den Prozess mit hypnotischen Sprachmustern. Diese dienen nicht der »Trance-Induktion« im klassischen Sinne, sondern der Vertiefung der Wahrnehmung und der Einladung an das Unbewusste, mitzuarbeiten.

Zentrale Elemente:

- **Permissive Formulierungen:** »Du könntest vielleicht bemerken...«, »Es ist möglich, dass...«, »Wenn du bereit bist...«
- **Pacing und Leading:** Erst beschreiben, was ist, dann einladen zur Veränderung
- **Utilisation:** Alles, was geschieht, wird als Teil des Prozesses gewürdigt
- **Dissoziierende Sprache:** »Dein Nacken«, »diese Stelle«: ermöglicht Distanz zum eigenen Erleben

Das Geniale der Kombination

Jede dieser drei Säulen wirkt für sich. Ihre volle Wirkung entsteht durch ihr Zusammenspiel:

- Die **Berührung** lokalisiert und aktiviert das blockierte Segment
- Die **Augenbewegungen** stimulieren die emotionale Verarbeitung
- Die **hypnotische Sprache** vertieft die Wahrnehmung

Dazu kommt ein viertes Element, vielleicht das wichtigste: die propriozep tive Rückkopplung. Der Klient spürt unter den Fingern des Therapeuten, wie sich seine Augenbewegungen auf sein Gewebe auswirken. Diese unmittelbare Erfahrung (»Meine Augen bewegen sich, und ich fühle, wie sich mein Nacken bewegt«) schafft eine tiefe Verbindung zwischen Nervensystem und Körper.

»Die Bewegung der Augen wird zur Bewegung des Gewebes. Was das Bewusstsein nicht loslassen konnte, lässt der Körper nun frei.«

Die Technik: Schritt für Schritt

Vorbereitung

Raum und Atmosphäre:

- Ruhiger Raum, angenehme Temperatur
- Gedämpftes Licht (der Klient muss seine Augen seitlich bewegen können)
- Bequeme Liege mit Kopfpolsterung
- Keine Störungen während der Sitzung

Position:

- Der Klient liegt in Rückenlage auf der Behandlungsliege
- Der Therapeut sitzt am Kopfende, hinter dem Klienten
- Diese Position ermöglicht freien Zugang zum cervikalen Bereich

Phase 1: Lokalisation der Blockade

Schritt 1: Palpation

Lege deine Hände sanft auf die Schultern des Klienten. Beginne von dort, mit den Mittelfingern und Ringfingern zusammen, langsam und mit minimalem Druck entlang der paravertebralen Muskulatur nach kranial (Richtung Kopf) zu gleiten.

Du gleitest etwa 1-2 cm lateral (seitlich) der Dornfortsätze, im Bereich der tiefen Nackenmuskulatur.

Was du suchst:

- **Verhärtungen:** Stellen, die sich härter, dichter anfühlen als das umgebende Gewebe
- **Verdickungen:** Bereiche, in denen das Gewebe »aufgequollen« oder verdickt erscheint
- **Schmerzpunkte:** Stellen, die beim sanften Druck eine Reaktion des Klienten auslösen
- **Asymmetrien:** Unterschiede zwischen rechter und linker Seite

»Die erfahrenen Hände finden schnell, was gesucht wird. Meist sind es beidseits Punkte, rechts und links, manchmal in unterschiedlicher Höhe.«

Schritt 2: Positionierung

Hast du die auffälligen Punkte gefunden, platziere deine Mittelfinger (oder Mittel- und Ringfinger zusammen) sanft auf diesen Stellen, einen Finger rechts, einen links der Wirbelsäule.

Der Druck: Minimal. Gerade genug, um Kontakt zu haben. Du drückst nicht *gegen das Gewebe, du berührst es. Ein leichter Druck zur Mittellinie der Wirbelsäule hin, kaum merkbar.*

Die Richtung: Beide Finger üben einen sanften Vektor zur Mitte aus, als würden sie das Segment »halten« wollen, ohne es zu komprimieren.

Phase 2: Instruktion und Kalibrierung

Jetzt erklärst du dem Klienten, was geschehen wird:

> *»Ich habe jetzt meine Finger auf zwei Stellen an deinem Nacken gelegt. Du wirst gleich deine Augen bei geöffneten Lidern langsam nach rechts und links bewegen. Soweit, bis du selbst die Bewegung unter meinen Fingern spürst. Es geht nicht um Schnelligkeit. Es geht um Bewusstsein. Du bewegst deine Augen... und du spürst, was in deinem Nacken passiert.«*

Kalibrierung:

Lasse den Klienten zunächst einige langsame Augenbewegungen machen, um den richtigen Bewegungsumfang zu finden:

- Die Augen sollten weit genug zur Seite gehen, dass eine Rotation der oberen HWS spürbar wird
- Nicht so weit, dass es anstrengend oder unangenehm wird
- Der Kopf selbst bleibt still, nur die Augen bewegen sich

Die Verbindung: Der Klient sollte nun selbst spüren, wie seine Augenbewegung eine subtile Bewegung im Nacken auslöst, direkt unter deinen Fingern. Diese Wahrnehmung ist entscheidend.

Phase 3: Die Sequenz

Durchführung:

1. Der Klient bewegt seine geöffneten Augen langsam nach rechts, hält kurz und bewegt sie langsam nach links
2. Das Tempo ist ruhig: etwa 2-3 Sekunden pro Seite
3. Wiederhole dies etwa 15-20 Mal (ein kompletter Zyklus = einmal rechts, einmal links)
4. Während der gesamten Sequenz bleibt dein Fingerdruck konstant und minimal

Hypnotische Begleitung:

Während der Sequenz begleitest du mit permissiver Sprache:

> *»Sehr gut… du bewegst deine Augen nach rechts… und vielleicht bemerkst du, wie sich etwas unter meinen Fingern bewegt… nach links… und das Gewebe beginnt, auf seine ganz eigene Weise zu reagieren… rechts… und mit jeder Bewegung wird es ein bisschen leichter… links… und du kannst einfach zulassen, was auch immer sich zeigen will…«*

Was du unter den Fingern spürst:

Typischerweise wirst du bemerken:

- **Anfangs:** Das Gewebe fühlt sich starr, unbeweglich an. Die Augenbewegungen übertragen sich kaum.
- **Nach einigen Zyklen:** Erste Anzeichen von »Aufweichen«. Das Gewebe beginnt, mitzugehen.
- **Gegen Ende:** Oft ein deutliches »Loslassen«: Das Gewebe wird weich, durchlässig, bewegt sich frei mit den Augen mit.

»Es ist, als würde man Butter bei Zimmertemperatur beobachten: Was eben noch fest war, wird weich und nachgiebig.«

Phase 4: Nachprüfung und Integration

Nachprüfung:

Nach der Sequenz nimmst du deine Finger kurz weg und gleitest dann erneut, wie zu Beginn, langsam über die paravertebralen Strukturen.

Was du typischerweise findest:

- Die vorher verhärteten Stellen sind deutlich weicher
- Die Verdickungen haben sich reduziert oder sind verschwunden
- Die Druckempfindlichkeit ist zurückgegangen
- Das Gewebe fühlt sich »durchlässiger« an

Klientenfeedback:

Frage den Klienten nach seinem Erleben:

- »Wie fühlt sich dein Nacken jetzt an?«
- »Was hast du während der Augenbewegungen bemerkt?«
- »Gibt es etwas, das du teilen möchtest?«

Integration:

Gib dem Klienten Zeit, die Veränderung zu integrieren:

> *»Nimm dir einen Moment... spüre deinen Nacken... wie er jetzt ist... lass die Veränderung ankommen... und wenn du bereit bist, öffne langsam die Augen...«*

Warum funktioniert das?

Die Wirksamkeit des SpinalMind-Release erklärt sich aus mehreren neuro biologischen Mechanismen:

Die Augen-Nacken-Verbindung

Die Augenbewegungen sind über multiple neurale Bahnen mit der Halswirbelsäule verbunden:

- **Vestibulookulärer Reflex (VOR):** Koordiniert Augen- und Kopfbewegungen
- **Cervico-okulärer Reflex (COR):** Koppelt Nackenpropriozeption an Augenbewegungen
- **Trigeminozervikaler Komplex:** Verbindet Gesichts- und Nackensensorik

Wenn sich die Augen bewegen, werden automatisch auch die tiefen Nackenmuskeln aktiviert, selbst wenn der Kopf still bleibt. Diese Kopplung nutzt das SpinalMind-Release.

Emotionale Speicherung im Gewebe

Die Forschung zeigt zunehmend, dass Gewebe, besonders Faszien, emotionale Erfahrungen speichern können. Die Polyvagal-Theorie (Stephen Porges) beschreibt, wie der Nackenbereich besonders sensibel auf emotionalen Stress reagiert:

- Das ventral-vagale System (Sicherheit) ist über den N. accessorius mit der Nackenmuskulatur verbunden
- Bei Stress ziehen sich die Nackenmuskeln zusammen (»Kopf einziehen«)
- Chronischer Stress führt zu chronischer Spannung

Wenn du durch bilaterale Stimulation emotionale Verarbeitung anregst, während du gleichzeitig das Gewebe berührst, ermöglichst du dem Körper, die gespeicherte emotionale Ladung freizusetzen.

»Was die Augen bewegen, bewegt sich auch im Gehirn. Was sich im Gehirn bewegt, verändert das Gewebe. Was das Gewebe loslässt, befreit die Seele.«

Erweiterungen und Variationen

Anwendung bei anderen Wirbelsäulenabschnitten

Das SpinalMind-Release wurde primär für die Halswirbelsäule entwickelt, wo die Augen-Nacken-Kopplung am stärksten ist. Für andere Bereiche gibt es spezifische Variationen:

Obere Brustwirbelsäule (Th1-Th4):

Diese Region kann noch mit der Augen-Technik erreicht werden, da die obere BWS funktionell mit der HWS verbunden ist. Die Gewebereaktion ist etwas kleiner, aber deutlich spürbar.

Mittlere und untere BWS / LWS: die Hand-Atem-Traktion.

Für diese Bereiche existiert eine elegante Technik, die die emotionale Verbindung zwischen Hand und blockiertem Segment nutzt:

Durchführung:

- Der Klient legt seine linke Hand, die »emotionale« Hand, auf den Bauch, auf Höhe des blockierten Segments
- Der Therapeut nimmt den Kopf in einen Occiput-Mastoid-Griff und führt einen sanften Zug nach kranial aus. Die Wirbelsäule wird gestreckt
- Während der Traktion atmet der Klient bewusst in seine Hand hinein, er »schickt« den Atem zum blockierten Segment
- Nach einigen Atemzügen: Hand wegnehmen und den Zugtest erneut durchführen

Was typischerweise geschieht:

Häufig geht der Zug nach der Intervention deutlich weiter: Bis ins Sakrum lässt er sich spüren, manchmal sogar bis in die Zehen verfolgen. Die Blockade hat sich gelöst, die Information fließt wieder durch die gesamte Wir belsäule.

»Die linke Hand ist die emotionale Hand. Sie verbindet das Bewusstsein mit dem Ort der Blockade. Der Atem bringt Bewegung. Die Traktion öffnet den Raum.«

Bilaterale Stimulation: alternative Formen

Neben den Augenbewegungen gibt es weitere Möglichkeiten, bilaterale Stimulation einzusetzen:

Fuß-Bewegungen:

Statt der Augen können die Füße die bilaterale Stimulation übernehmen. Der Klient bewegt beide Füße gleichzeitig abwechselnd rechts und links. Oder den rechten und linken Fuß abwechselnd durch sanftes Wippen oder durch Bewegung der Zehen. Diese Variante eignet sich besonders für Klienten mit Augenerkrankungen oder wenn die Arbeit im unteren Wirbelsäulenbereich stattfindet.

Selbst-Streicheln mit Oxytocin-Aktivierung:

Eine besondere Variation nutzt einen neurobiologischen Effekt: Wenn du die Arme überkreuzt und dich selbst an den Oberarmen streichelst, interpretiert das Gehirn dies als Berührung durch eine andere Person. Dies aktiviert die Oxytocin-Ausschüttung, das »Bindungshormon«, das Entspannung und Vertrauen fördert.

◆ **Der neurobiologische Mechanismus:**

Bei überkreuzten Armen entstehen widersprüchliche propriozeptive Signale. Das Gehirn kann nicht eindeutig zuordnen, welche Hand welchen Arm berührt, und interpretiert die Berührung daher als »fremd«. Dies aktiviert dieselben neuralen Schaltkreise wie eine tröstende Berührung durch einen anderen Menschen.

Praktische Anwendung:

- Der Klient überkreuzt die Arme und legt die Hände auf die Oberarme
- Bilaterale Stimulation durch abwechselndes, sanftes Klopfen der Finger: rechts, links, rechts, links
- Oder durch langsames, streichelndes Auf- und Abgleiten
- Der Therapeut arbeitet währenddessen am blockierten Segment

Diese Kombination aus Oxytocin-Aktivierung, bilateraler Stimulation und manueller Arbeit kann besonders tiefe Effekte erzielen.

Wichtige Hinweise und Kontraindikationen

▲ Absolute Kontraindikationen:

Epilepsie: Rhythmische visuelle Stimulation kann Anfälle auslösen

Akute HWS-Traumata: Nach Unfällen, Schleudertrauma: keine manuelle Arbeit ohne ärztliche Freigabe

Schwere Augenerkrankungen: Bei Netzhautablösung, akutem Glaukom

Instabile zervikale Strukturen: Bei bekannter HWS-Instabilität, rheumatoider Arthritis

▲ Relative Kontraindikationen:

Schwere Dissoziation: Bei ausgeprägter Dissoziationsneigung mit Vorsicht

Akute Psychose: Keine tiefere Körperarbeit während akuter psychotischer Episoden

Schwere PTBS: Nur mit entsprechender Ausbildung und im therapeutischen Rahmen

Zusammenfassung

Das SpinalMind-Release ist eine Technik, die drei bewährte Ansätze zu einem hochwirksamen Werkzeug verbindet: bilaterale Stimulation, sanfte Osteopathie und hypnotische Sprache.

Die Kernpunkte:

- Die Augenbewegungen sind neurologisch mit der Halswirbelsäule gekoppelt
- Cervikale Blockaden tragen oft emotionale Signaturen
- Bilaterale Stimulation ermöglicht emotionale Verarbeitung
- Die propriozeptive Rückkopplung schafft eine tiefe Verbindung zwischen Bewusstsein und Körper
- Die Technik ist sanft, respektvoll und nicht-invasiv

»Die Wirbelsäule speichert Emotionen. Durch bilaterale Stimulation lassen sich diese Emotionen lösen. Das entlastet den Wirbel und damit den Menschen.«

Das SpinalMind-Release zeigt einmal mehr: Der Körper lügt nicht. Er wartet nur darauf, auf die richtige Weise angesprochen zu werden.

TEIL VIII

Abschluss und Integration

Die Sitzung vollenden, die Heilung verankern

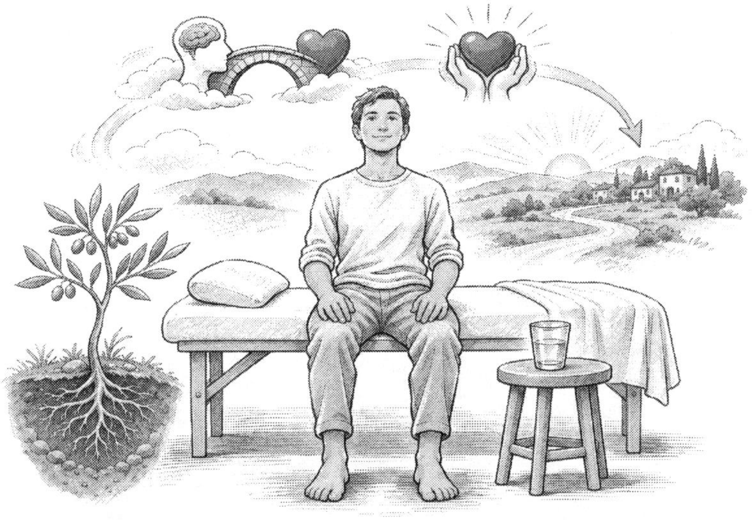

»Der Beginn einer Sitzung ist wichtig. Der Abschluss ist heilig.«

Eine SpinalMind-Sitzung öffnet, ob mit dem Inneren Heiler, mit Hypnosomatic, dem SpinalMind-Release oder einer anderen Technik, Türen in tiefe Schichten des Seins. Diese Türen müssen wieder geschlossen werden. Nicht zugeschlagen, sondern sanft angelehnt, sodass der Klient sicher zurückkehrt und das Erfahrene integrieren kann.

Der Abschluss ist keine Formalität. Er ist ein eigenständiger, entscheidender Teil der Arbeit. Hier wird verankert, was gelöst wurde. Hier wird Sicherheit wiederhergestellt. Hier beginnt die eigentliche Heilung, denn Heilung geschieht nicht in der Sitzung, sondern in den Tagen und Wochen danach.

Warum der Abschluss so wichtig ist

Während einer tiefen Sitzung geschieht Folgendes:

- Das Nervensystem wechselt in einen veränderten Zustand
- Alte Erinnerungen und Emotionen werden berührt
- Energetische Blockaden beginnen sich zu lösen
- Die Grenze zwischen Bewusstem und Unbewusstem wird durchlässiger
- Der Klient befindet sich in einem verletzlichen, offenen Zustand

Wenn du den Klienten in diesem Zustand entlässt, ohne ihn sorgfältig zurückzuführen, riskierst du:

- **Desorientierung:** Der Klient fühlt sich »neben sich«, nicht ganz da
- **Überflutung:** Emotionen, die in der Sitzung berührt wurden, brechen später unkontrolliert aus
- **Unvollständige Integration:** Das Erfahrene bleibt »schwebend«, kann nicht verarbeitet werden
- **Vertrauensverlust:** Der Klient fühlt sich nicht sicher gehalten

»Ein guter Therapeut öffnet Türen. Ein meisterhafter Therapeut weiß, wie man sie wieder schließt.«

Das Integrations-Protokoll

Das folgende Protokoll führt den Klienten sicher aus der Tiefe zurück in den Alltag. Nimm dir Zeit: mindestens 10–15 Minuten für den Abschluss.

Schritt 1: Anerkennung

Bevor die Rückkehr beginnt, würdige, was geschehen ist:

> »Nimm dir einen Moment, um anzuerkennen, was gerade passiert ist... Den Weg, den du gegangen bist... Die Begegnung mit deinem Inneren Heiler... Die Veränderungen, die begonnen haben... All das ist real. All das zählt.«

Diese Anerkennung ist wichtig, weil das Unbewusste hört. Es registriert: *Das war bedeutsam. Das soll bleiben.*

Schritt 2: Verankerung der Heilung

Jetzt wird das Erfahrene im Körper verankert:

> »Spüre jetzt in deinen Körper hinein... Besonders in die Bereiche, an denen du gearbeitet hast... Wie fühlen sie sich jetzt an?... Vielleicht leichter... weiter... wärmer... anders...
>
> Wenn du diese neue Empfindung mit einem Wort beschreiben solltest... welches wäre es?... [Antwort abwarten]
>
> Und wenn diese Empfindung eine Farbe hätte... welche Farbe wäre das?... [Antwort abwarten]
>
> Gut. Lass diese Farbe jetzt noch ein wenig kräftiger werden... Lass sie sich in dem Bereich verankern... wie ein sanftes, heilendes Licht, das dort bleibt...«

Schritt 3: Future Pace: die Zukunft vorbereiten

Nun wird die Heilung in die Zukunft projiziert:

> »Und jetzt stell dir vor... du gehst in die Zukunft... vielleicht ein paar Tage... vielleicht ein paar Wochen...
>
> Stell dir eine Situation vor, in der du früher vielleicht diese alte Blockade gespürt hättest... diesen alten Schmerz... diese alte Reaktion...
>
> Und beobachte, wie du dich jetzt in dieser Situation fühlst... mit dieser neuen Farbe... dieser neuen Empfindung... dieser neuen Freiheit...
>
> Wie reagierst du jetzt?... Wie fühlt sich dein Körper an?... Was ist anders?«

Der Future Pace programmiert das Nervensystem auf die neue Realität. Das Gehirn übt die Veränderung, bevor sie im echten Leben getestet wird.

Schritt 4: Ressource mitnehmen

Gib dem Klienten etwas mit, das er in den Alltag mitnehmen kann:

> »Bevor du zurückkommst, möchte ich dich einladen, etwas mitzunehmen aus dieser Erfahrung...
>
> Vielleicht ist es die Farbe, die du gefunden hast... Vielleicht ist es das Bild deines Inneren Heilers... Vielleicht ist es ein Wort... ein Gefühl... eine Gewissheit...
>
> Was auch immer es ist... nimm es mit. Es gehört dir. Du kannst jederzeit darauf zurückgreifen...«

Diese Ressource wird zum Anker: ein schneller Zugang zur Erfahrung der Sitzung, wann immer der Klient sie braucht.

Schritt 5: Körperliche Reorientierung

Jetzt beginnt die physische Rückkehr:

> »Und jetzt ist es Zeit, langsam zurückzukommen... in diesen Raum... in diesen Moment... in deinen Körper...
>
> Spüre zuerst deine Füße... die Verbindung zum Boden... Spüre, wie sie dich tragen...
>
> Spüre deine Beine... dein Becken... deinen Rücken auf der Unterlage...
>
> Spüre deine Hände... bewege sanft die Finger...
>
> Spüre deine Schultern... deinen Nacken... deinen Kopf...
>
> Höre die Geräusche im Raum... das Rauschen... vielleicht Stimmen in der Ferne...
>
> Nimm einen tieferen Atemzug... und noch einen...
>
> Und wenn du bereit bist... ganz in deinem Tempo... öffne deine Augen...«

Schritt 6: Erdung

Nach dem Öffnen der Augen braucht der Klient Zeit, um wirklich anzukommen:

- **Nicht sofort aufstehen:** Einige Minuten sitzen oder liegen bleiben
- **Orientierung:** »Schau dich um. Was siehst du? Nenne mir drei Dinge, die du siehst.«
- **Körperkontakt:** Füße fest auf den Boden stellen, Hände auf die Oberschenkel legen
- **Wasser:** Ein Glas Wasser trinken hilft beim Erden
- **Bewegung:** Sanftes Strecken, Dehnen, vielleicht kurz aufstehen und gehen

Schritt 7: Nachgespräch

Ein kurzes Gespräch hilft bei der Integration:

- **»Wie geht es dir jetzt?«: offene Frage** zum allgemeinen Befinden
- **»Was war das Wichtigste für dich?«: hilft,** das Wesentliche zu benennen
- **»Gibt es etwas, das du teilen möchtest?«: Einladung,** ohne Druck

Manche Klienten möchten ausführlich erzählen, andere schweigen lieber. Beides ist völlig in Ordnung. Zwinge niemanden zum Teilen.

Nachsorge: Die Tage danach

Die eigentliche Integrationsarbeit geschieht nach der Sitzung. Bereite den Klienten darauf vor, was passieren kann:

Mögliche Reaktionen in den ersten Tagen

- **Müdigkeit:** Der Körper verarbeitet. Mehr Schlaf ist normal und heilsam.
- **Emotionale Wellen:** Gefühle können hochkommen, die in der Sitzung berührt wurden. Das ist Teil der Verarbeitung.
- **Intensive Träume:** Das Unbewusste arbeitet weiter. Träume können lebhaft, manchmal verstörend sein.
- **Körperliche Symptome:** Leichte Kopfschmerzen, Muskelkater, Veränderungen in der Verdauung. Der Körper reorganisiert sich.
- **Erstverschlimmerung:** Manchmal werden Symptome kurzzeitig stärker, bevor sie sich bessern. Das ist bekannt aus der Homöopathie und anderen Heilmethoden.
- **Klarheit und Leichtigkeit:** Viele erleben auch sofort eine Verbesserung: mehr Energie, weniger Schmerz, größere Klarheit.

Empfehlungen für den Klienten

1. **Viel Wasser trinken:** Unterstützt die Entgiftung und das Nervensystem
2. **Ausreichend schlafen:** Dem Körper Zeit zur Regeneration geben
3. **Sanfte Bewegung:** Spazierengehen, sanftes Yoga, Dehnen; nichts Anstrengendes
4. **Tagebuch führen:** Träume, Gefühle, Erkenntnisse aufschreiben; das unterstützt die Integration
5. **Stress vermeiden:** Wenn möglich, keine wichtigen Entscheidungen, keine anstrengenden sozialen Situationen
6. **Selbstmitgefühl:** Liebevoll mit sich selbst sein. Der Körper arbeitet.

Kontraindikationen und Grenzen

Tiefe Arbeit wie SpinalMind, der Innere Heiler und Hypnosomatic wirkt tief, aber sie ist nicht für jeden und nicht in jeder Situation geeignet.

Absolute Kontraindikationen: Keine tiefe Arbeit bei:

- **Akuter Psychose:** Halluzinationen, Realitätsverlust, Wahnvorstellungen
- **Akuter Suizidalität:** Hier ist Krisenintervention nötig, keine Tiefenarbeit
- **Schwerer Dissoziation:** Wenn der Klient nicht stabil im Körper ist, kann Tiefenarbeit die Dissoziation verstärken
- **Substanzintoxikation:** Unter Einfluss von Alkohol, Drogen oder stark sedierenden Medikamenten
- **Frischem, unverarbeitetem Trauma:** In den ersten Wochen nach einem traumatischen Ereignis; erst Stabilisierung

Relative Kontraindikationen: Vorsicht bei:

- **Schwerer Depression:** Tiefe Arbeit nur mit erfahrenem Therapeuten und engmaschiger Begleitung
- **Borderline-Persönlichkeitsstörung:** Kann starke Reaktionen auslösen; besondere Stabilisierung nötig
- **Komplexer PTBS:** Tiefe Arbeit kann retraumatisieren; sehr behutsam vorgehen
- **Schwerer körperlicher Erkrankung:** Krebs, Herzerkrankungen, akute Infektionen; Priorität hat die medizinische Behandlung
- **Schwangerschaft:** Besonders im ersten und letzten Trimester; sanftere Methoden wählen
- **Fehlender Motivation:** Wenn der Klient nicht wirklich bereit ist oder unter Druck kommt

Im Zweifel: Stabilisierung vor Tiefenarbeit. Ressourcenaufbau vor Traumabearbeitung. Sicherheit vor Intensität.

Checkliste für den Abschluss

Verwende diese Checkliste, um sicherzustellen, dass alle wichtigen Schritte durchgeführt wurden:

Während der Rückkehr

- ☐ Anerkennung ausgesprochen
- ☐ Neue Empfindung benannt (Wort, Farbe)
- ☐ Heilung verankert
- ☐ Future Pace durchgeführt
- ☐ Ressource zum Mitnehmen identifiziert
- ☐ Körperliche Reorientierung (Füße, Hände, Atem)
- ☐ Augen geöffnet

Nach dem Öffnen der Augen

- ☐ Zeit zum Ankommen gegeben
- ☐ Erdung (Orientierung, Füße am Boden)
- ☐ Wasser angeboten
- ☐ Nachgespräch geführt
- ☐ Klient ist orientiert und stabil

Vor dem Verlassen

- ☐ Nachsorge-Empfehlungen besprochen
- ☐ Mögliche Reaktionen erklärt
- ☐ Kontaktmöglichkeit bei Fragen/Problemen gegeben
- ☐ Nächster Termin vereinbart (wenn sinnvoll)
- ☐ Klient fährt nicht selbst Auto (bei sehr tiefer Arbeit)

»Heilung ist kein Ereignis. Sie ist ein Prozess. Und dieser Prozess braucht Zeit, Raum und liebevolle Begleitung, auch und besonders nach der Sitzung.«

Der Abschluss einer SpinalMind-Sitzung ist wie das Landen eines Flugzeugs. Der Flug war aufregend, vielleicht auch turbulent. Aber das Landen erfordert genauso viel Geschick wie das Fliegen selbst. Ein sanftes, sicheres Landen macht den Unterschied zwischen einem gelungenen Flug und einem, der mit Unbehagen endet.

Nimm dir Zeit für den Abschluss. Er ist nicht weniger wichtig als alles, was davor kam. Vielleicht ist er sogar das Wichtigste.

NACHWORT

Am Ende ist es der Anfang

• • •

»Der Körper ist nicht das Gefäß der Seele. Er ist die Seele, sichtbar geworden.«

Du hast dieses Buch gelesen. Vielleicht von Anfang bis Ende, vielleicht in Sprüngen, vielleicht immer wieder zu bestimmten Kapiteln zurückkehrend. Wie auch immer dein Weg durch diese Seiten war, etwas hat sich verändert. Denn Wissen verändert. Und dieses Wissen um die Sprache des Körpers, um die Matrix der Wirbelsäule und um den Inneren Heiler ist nicht nur Information. Es ist eine neue Art zu sehen.

Von jetzt an wirst du Körper anders wahrnehmen. Deinen eigenen. Den deiner Klienten. Den der Menschen, die dir begegnen. Du wirst Haltungen lesen, Spannungen spüren, Geschichten erahnen. Die Wirbelsäule wird nie wieder nur eine Knochenstruktur sein. Sie ist ein Buch. Und du hast gelernt, darin zu lesen.

Doch ich möchte dich an etwas erinnern, das leicht vergessen wird:

Die Matrix ist eine Landkarte, nicht das Land selbst.

So präzise die Zuordnungen in diesem Buch auch sein mögen, sie sind Orientierungspunkte, keine Gesetze. Kein Rücken gleicht dem anderen. Jeder Körper erzählt seine eigene Geschichte. Die Segment-Matrix gibt dir einen Rahmen, aber innerhalb dieses Rahmens muss jeder Klient neu entdeckt werden. Höre immer zuerst dem Körper zu, der vor dir liegt. Er weiß mehr als jedes Buch.

Ich möchte dich auch an etwas anderes erinnern:

Heilung ist nicht machbar. Sie ist empfangbar.

Ich heile niemanden, und du als Therapeut oder Begleiter auch nicht. Du schaffst Räume, in denen Heilung geschehen kann. Du öffnest Türen, du hältst Präsenz, du bezeugst. Die eigentliche Heilung kommt von woanders: aus der Tiefe des Menschen selbst, aus der Weisheit seines Körpers, aus einer Quelle, die größer ist als du und ich.

Der Innere Heiler, den du in diesem Buch kennengelernt hast, ist real. Er existiert in jedem Menschen. Deine Aufgabe ist es nicht, ihn zu ersetzen, sondern ihm den Weg zu bahnen. Ihm Raum zu geben. Ihm zu vertrauen.

»Der beste Heiler ist der, der sich überflüssig macht.«

Dieses Buch ist aus vielen Jahren Erfahrung entstanden: aus Tausenden von Sitzungen, aus Erfolgen und Misserfolgen, aus Momenten tiefer Verbundenheit und Momenten der Demut. Jeder Klient, den ich begleiten durfte, hat mich etwas gelehrt. Jeder Körper hat mir eine Geschichte erzählt. Dieses Buch ist die Essenz dieser Geschichten.

Aber es ist auch erst der Anfang.

SpinalMind ist ein lebendes System. Es wächst mit jeder Sitzung, mit jeder Erkenntnis, mit jedem Menschen, der damit arbeitet. Vielleicht wirst du Dinge entdecken, die in diesem Buch nicht stehen. Vielleicht wirst du die Matrix erweitern, verfeinern, in Frage stellen. Das ist gut so. So wächst Wissen.

Ich lade dich ein, Teil dieser Entwicklung zu sein. Teile deine Erfahrungen. Stelle Fragen. Fordere heraus, was du liest. Denn nur im Dialog, nur in der lebendigen Anwendung wird aus einer Methode eine Kunst.

»Theorie ohne Praxis ist leer. Praxis ohne Theorie ist blind. Beides zusammen ist Weisheit.« (frei nach Immanuel Kant)

Zum Schluss möchte ich dir danken.

Danke, dass du dieses Buch gelesen hast. Danke, dass du dich für die Sprache des Körpers interessierst. Danke, dass du bereit bist, tiefer zu schauen, genauer zu hören, sensibler zu spüren.

Es braucht Menschen, die verstehen, dass Symptome Botschaften sind, und die hinter jedem Schmerz die Geschichte suchen. Es braucht den Mut, in die Tiefe zu gehen und andere dorthin zu begleiten. Wenn du dieses Buch bis hierher gelesen hast, bringst du beides mit.

Möge dieses Buch dir ein treuer Begleiter sein. Möge die Matrix dir Orientierung geben, wenn du sie brauchst. Möge der Innere Heiler dir zeigen, was möglich ist. Und mögest du nie vergessen:

Der Körper lügt nicht.

Er wartet nur darauf, gehört zu werden.

• • •

»Zwischen dem, was du fühlst, und dem, was du verstehst, liegt die Wirbelsäule: eine Brücke aus 33 Wirbeln, jeder einzelne ein Tor zu einer tieferen Wahrheit.«

SpinalMind

ANHANG A

LANDMARKEN

Anatomische Orientierung

Die Wirbelsäule ertasten: ein praktischer Leitfaden

Bevor du die SpinalMind-Techniken anwenden kannst, musst du wissen, wo du dich befindest. Die Wirbelsäule ist kein abstraktes Konzept. Sie ist eine konkrete Struktur, die du tasten, spüren und lesen kannst.

Hier bekommst du das Handwerkszeug, um dich sicher an der Wirbelsäule zu orientieren, auch ohne medizinische Vorbildung. Du lernst die großen Landmarken kennen, von denen aus du dich in beide Richtungen zählen kannst.

»Die Hände sind die Augen des Therapeuten. Lerne zu sehen, was du fühlst.«

Grundlagen der Palpation

Palpation, das kunstvolle Ertasten von Strukturen unter der Haut, ist eine Fertigkeit, die jeder lernen kann. Sie erfordert keine medizinische Ausbildung, sondern vor allem eines: Übung und Geduld.

Die Kunst des Tastens

Der richtige Druck:

- **Leicht:** Für oberflächliche Strukturen (Haut, oberflächliche Muskeln)
- **Mittel:** Für Knochenvorsprünge und tiefere Muskeln
- **Tief:** Für Strukturen unter mehreren Gewebsschichten, mit Vorsicht!

Für die Wirbelsäulen-Orientierung arbeitest du meist mit mittlerem Druck: gerade genug, um Knochenvorsprünge zu spüren, aber nicht so stark, dass du Schmerz verursachst.

Die Geschwindigkeit:

Langsam. Immer langsam. Wer hastig tastet, übersieht das Wesentliche. Lass deinen Fingern Zeit, die Information aufzunehmen.

Stell dir vor, du liest Braille-Schrift. Mit der gleichen Aufmerksamkeit und Langsamkeit solltest du die Wirbelsäule »lesen«.

Was du suchst:

- **Dornfortsätze:** Die knöchernen Vorsprünge in der Mittellinie, wie eine Perlenkette unter der Haut
- **Vertiefungen:** Die Zwischenräume zwischen den Dornfortsätzen
- **Querfortsätze:** Seitlich der Mittellinie, schwerer zu tasten
- **Muskelstränge:** Die paravertebralen Muskeln beidseits der Wirbelsäule

Die richtige Position:

Der Klient sollte entspannt liegen oder sitzen. Bei der Bauchlage: ein Kissen unter dem Bauch kann die Lendenwirbelsäule entspannen. Bei der Rückenlage: Knie leicht angewinkelt.

> ▲ Taste niemals mit kalten Händen! Wärme deine Hände vorher auf, denn kalte Finger führen zu Muskelverspannung und verfälschen den Befund.

Die großen Landmarken

Die Wirbelsäule hat fünf zuverlässige Orientierungspunkte, von denen aus du dich sicher nach oben oder unten zählen kannst. Lerne diese Landmarken, sie sind dein Kompass.

C7: Vertebra prominens

Der siebte Halswirbel trägt seinen Namen zu Recht: Er ist der *prominente Wirbel.* Sein Dornfortsatz ist der erste, den du am Übergang zwischen Hals und Schultern deutlich tasten kannst.

So findest du ihn:

- ☐ Lass den Klienten den Kopf leicht nach vorne neigen (Kinn zur Brust)
- ☐ Gleite mit deinem Finger von oben (vom Hinterkopf) die Mittellinie des Nackens hinunter
- ☐ Der erste deutlich vorstehende Knochenvorsprung am Übergang zu den Schultern ist in der Regel C7

● **Praxis-Tipp:**

Lass den Klienten den Kopf langsam heben und senken. Bei C7 bleibt der Dornfortsatz relativ stabil, während C6 (darüber) sich mit der Bewegung verschiebt.

▲ Bei manchen Menschen ist C6 prominenter als C7! Der Bewegungstest hilft zur Unterscheidung.

» C7 ist dein Nordpol der Wirbelsäule. Von hier aus orientierst du dich nach oben zur Halswirbelsäule, nach unten zur Brustwirbelsäule.«

Th3/Th4: Spina scapulae (Schulterblattgräte)

Das Schulterblatt hat eine horizontale Knochenleiste, die du leicht tasten kannst: die Spina scapulae. Ihr medialer (innerer) Rand liegt auf Höhe von Th3/Th4.

So findest du die Struktur:

- □ Taste das Schulterblatt des Klienten
- □ Finde die horizontale Knochenleiste (Spina scapulae), die das Schulterblatt in zwei Hälften teilt
- □ Folge dieser Leiste nach innen (medial) bis zum Rand des Schulterblatts
- □ Auf dieser Höhe, in der Mittellinie, findest du Th3 oder Th4

● **Praxis-Tipp:**

Die Spina scapulae endet medial in einem kleinen dreieckigen Bereich. Der Dornfortsatz auf dieser Höhe ist Th3 bei den meisten Menschen.

Th7: Angulus inferior scapulae (Unterer Schulterblattwinkel)

Der untere Zipfel des Schulterblatts, der Angulus inferior, ist eine der zuverlässigsten Landmarken. Er liegt auf Höhe von Th7.

So findest du die Struktur:

- □ Lass die Arme des Klienten entspannt neben dem Körper liegen
- □ Taste den unteren Rand des Schulterblatts
- □ Finde die unterste Spitze (den »Zipfel«)
- □ Auf dieser Höhe, in der Mittellinie, liegt Th7

● **Praxis-Tipp:**

Bei angelegten Armen ist die Zuordnung am zuverlässigsten. Bei erhobenen Armen verschiebt sich das Schulterblatt nach oben!

▲ Achte darauf, dass der Klient die Arme nicht anhebt oder die Schultern hochzieht, denn das verfälscht die Landmarke.

L4: Crista iliaca (Beckenkamm)

Die Beckenkämme, die oberen Ränder der Hüftknochen, die du seitlich am Körper tasten kannst, sind hervorragende Orientierungspunkte. Eine gedachte Linie zwischen den höchsten Punkten beider Beckenkämme kreuzt die Wirbelsäule auf Höhe von L4.

So findest du die Struktur:

- ◻ Lege deine Hände seitlich auf die Taille des Klienten
- ◻ Gleite nach unten, bis du den Knochenrand des Beckens spürst
- ◻ Finde den höchsten Punkt des Beckenkamms auf beiden Seiten
- ◻ Verbinde diese Punkte in Gedanken. Wo die Linie die Mittellinie kreuzt, liegt L4
- ◻

● **Praxis-Tipp:**
Die »Jacoby-Linie« (intercristal line) ist eine der wichtigsten Landmarken in der manuellen Therapie. Von L4 aus zählst du nach oben zu L3, L2, L1 oder nach unten zu L5.

»L4 ist dein Äquator, die Mitte zwischen oberer und unterer Wirbelsäule.«

S2: SIPS (Spina iliaca posterior superior)

Die »Venusgrübchen«, jene kleinen Vertiefungen links und rechts oberhalb des Gesäßes, markieren die Position der SIPS (Spina iliaca posterior superior). Diese knöchernen Vorsprünge liegen auf Höhe von **S2**.

So findest du die Struktur:

- ☐ Der Klient liegt auf dem Bauch
- ☐ Suche die beiden Grübchen oberhalb des Gesäßes (nicht bei jedem sichtbar, aber immer tastbar)
- ☐ Direkt unter diesen Grübchen liegen die SIPS, kleine, harte Knochenvorsprünge
- ☐ Eine gedachte Linie zwischen beiden SIPS kreuzt die Mittellinie auf Höhe von S2

● **Praxis-Tipp:**

Die SIPS sind auch bei übergewichtigen Personen meist gut zu tasten. Drücke sanft in die Grübchen-Region, der Knochen ist direkt unter der Haut.

Übersicht: Die fünf Landmarken

Diese Tabelle fasst die wichtigsten Orientierungspunkte zusammen:

Wirbel	Landmarke	So findest du sie
C7	Vertebra prominens	Prominentester Dornfortsatz am Hals-Schulter-Übergang
Th3/4	Spina scapulae (medial)	Innerer Rand der Schulterblattgräte
Th7	Angulus inferior scapulae	Untere Spitze des Schulterblatts
L4	Crista iliaca	Linie zwischen den höchsten Punkten der Beckenkämme
S2	SIPS (»Venusgrübchen«)	Linie zwischen den Grübchen oberhalb des Gesäßes

Von der Landmarke aus zählen

Mit den fünf Landmarken hast du dein Koordinatensystem. Jetzt lernst du, von dort aus in beide Richtungen zu zählen.

Die Technik des Zählens

Grundprinzip:

Jeder Wirbel hat einen Dornfortsatz, den knöchernen Vorsprung, den du in der Mittellinie tasten kannst. Zwischen zwei Dornfortsätzen liegt ein Zwischenraum (Intervertebralraum). Wenn du zählst, zählst du die Dornfortsätze.

- Finde eine Landmarke (z.B. C7)
- Lege deinen Finger auf den Dornfortsatz
- Gleite zum nächsten Dornfortsatz nach unten (das wäre Th1) oder nach oben (das wäre C6)
- Zähle jeden Dornfortsatz einzeln

Besonderheiten der Regionen:

Halswirbelsäule (C1-C7):

- C1 ist kaum direkt tastbar, er liegt tief unter der Schädelbasis; der Dornfortsatz von C2 ist der erste kräftige Vorsprung unterhalb des Hinterhaupts
- C2–C6 haben gespaltene (bifide) Dornfortsätze, sie fühlen sich »doppelt« an
- C7 ist der prominenteste und daher die wichtigste Landmarke

Brustwirbelsäule (Th1-Th12):

- Die Dornfortsätze sind lang und schräg nach unten gerichtet
- **Wichtig:** Der Dornfortsatz von Th4 liegt auf Höhe des *Wirbelkörpers* von Th5! Die Dornfortsätze »überlappen« nach unten.
- Die Abstände zwischen den Dornfortsätzen sind kleiner als in der LWS

Lendenwirbelsäule (L1-L5):

- Die Dornfortsätze sind breit und horizontal ausgerichtet
- Die Abstände zwischen den Dornfortsätzen sind größer
- L5 liegt tief und ist manchmal schwer zu tasten

Kreuzbein (S1-S5):

- Das Kreuzbein ist ein verschmolzener Knochen, einzelne Dornfortsätze gibt es hier nicht mehr
- Du tastest die Crista sacralis mediana, eine durchgehende Leiste
- Die SIPS markieren die Höhe von S2

Praktische Übungen

Die beste Art, Palpation zu lernen, ist zu üben: erst an dir selbst, dann an Übungspartnern.

Übung 1: Selbstpalpation im Stehen

- Stelle dich vor einen Spiegel
- Neige den Kopf leicht nach vorne
- Taste mit einer Hand deinen Nacken und finde C7
- Zähle von dort nach oben: C6, C5, C4... (soweit du kommst)
- Zähle von C7 nach unten: Th1, Th2, Th3... (soweit du kommst)

Mache diese Übung täglich für eine Woche. Du wirst erstaunt sein, wie schnell du »sehend« wirst mit deinen Fingern.

Übung 2: Die Landmarken-Tour

Du brauchst einen Übungspartner.

- ☐ Dein Partner liegt auf dem Bauch
- ☐ Finde alle fünf Landmarken: C7 → Th3/4 → Th7 → L4 → S2
- ☐ Markiere jede Landmarke mit einem abwaschbaren Stift
- ☐ Verbinde die Punkte, und du siehst jetzt die »Karte« der Wirbelsäule
- ☐ Zähle die Wirbel zwischen den Landmarken

● **Selbstkontrolle:**

Von C7 bis Th3/4 sollten es etwa 3-4 Wirbel sein. Von Th3/4 bis Th7 etwa 3-4 Wirbel. Von Th7 bis L4 etwa 9 Wirbel (Th8-Th12 + L1-L4). Von L4 bis S2 etwa 3 Wirbel (L5 + S1 + S2).

Übung 3: Blind tasten

Diese Übung schärft deine Wahrnehmung:

- ☐ Dein Partner liegt auf dem Bauch
- ☐ Schließe die Augen
- ☐ Finde nur durch Tasten: C7, Th7, L4
- ☐ Öffne die Augen und überprüfe

Wiederhole diese Übung, bis du die Landmarken zuverlässig blind findest. Das ist der Moment, in dem deine Hände wirklich »sehen« lernen.

Häufige Fehler und wie du sie vermeidest

Fehler 1: C6 statt C7

Bei manchen Menschen ist C6 prominenter als C7. Der Bewegungstest hilft:

- Lege den Finger auf den vermeintlichen C7
- Lass den Klienten den Kopf langsam heben und senken
- C7 bleibt relativ stabil, C6 bewegt sich mit

Fehler 2: Schulterblatt-Verschiebung

Wenn der Klient die Arme hebt oder die Schultern hochzieht, verschieben sich Th3/4 und Th7:

- Achte darauf, dass die Arme entspannt neben dem Körper liegen
- Lass den Klienten bewusst die Schultern entspannen
- Bei Unsicherheit: Verwende lieber die Beckenkamm-Landmarke (L4)

Fehler 3: Zu viel Druck

Zu starker Druck verfälscht den Befund und verursacht Schmerz:

- Beginne immer mit leichtem Druck
- Steigere nur so weit, wie nötig
- Frage den Klienten nach Feedback

▲ Wenn der Klient sich anspannt oder den Atem anhält, ist dein Druck zu stark!

Fehler 4: Zu schnelles Zählen

Wer hastig zählt, verzählt sich:

- Nimm dir Zeit für jeden einzelnen Wirbel
- Spüre den Dornfortsatz, dann den Zwischenraum, dann den nächsten Dornfortsatz
- Im Zweifel: Noch einmal von der Landmarke beginnen

Fehler 5: Anatomische Variationen ignorieren

Jeder Mensch ist anders! Anatomische Variationen sind häufig:

- Manche Menschen haben eine Halsrippe (zusätzliche Rippe an C7)
- Die Verschmelzung von L5 mit dem Kreuzbein (Sakralisation) kommt vor
- Ebenso die »Lumbalisierung« von S1 (S1 sieht aus wie ein Lendenwirbel)

Wenn etwas nicht »passt«, zweifle nicht an deinen Fähigkeiten. Es könnte eine anatomische Variante sein. Arbeite mit mehreren Landmarken, um sicherzugehen.

Zusammenfassung

Die anatomische Orientierung an der Wirbelsäule ist eine erlernbare Fertigkeit. Mit den fünf großen Landmarken C7, Th3/4, Th7, L4 und S2 hast du zuverlässige Fixpunkte, von denen aus du dich sicher orientieren kannst.

Die wichtigsten Punkte:

- Übe regelmäßig, erst an dir selbst, dann an anderen
- Taste langsam und mit angemessenem Druck
- Nutze mehrere Landmarken zur Gegenkontrolle
- Beachte anatomische Variationen
- Frage im Zweifel den Klienten nach seinem Empfinden

> *»Die Hände eines guten Therapeuten sind wie die Augen eines Blinden: Sie sehen mehr, als das Auge je könnte. Aber diese Fähigkeit kommt nicht über Nacht. Sie kommt durch Übung, Geduld und Demut.«*

Mit dieser Grundlage bist du bereit, die SpinalMind-Techniken präzise und sicher anzuwenden.

ANHANG B

SPINALMIND

VOLLSTÄNDIGE SEGMENT-MATRIX

Das psychosomatische Referenzwerk für Körper, Geist und Seele

Diese Matrix integriert neurologische, psychosomatische, energetische und metaphorische Dimensionen jedes Wirbelsäulensegments. Sie dient als Referenz für Therapeuten, Coaches und Selbstanwender im Rahmen des SpinalMind®-Konzepts.

Teil V nennt für jedes Segment sein Kernthema und seine nervale Versorgung. Diese Matrix legt das Resonanzfeld darum: die Organbeziehungen der klassischen chiropraktischen Segmenttafel, die Zuordnungen aus TCM und Chakrenlehre und für jedes Segment ein Bild für die Trancearbeit, die Metapher. Die Namen der Segmente sind dieselben wie in Teil V. Wo diese Matrix ein anderes Thema betont als Teil V, zeigt sie, wie weit ein Segment schwingt. Welches davon gerade spricht, entscheidet im Scan der Mensch vor dir.

ABSCHNITT 1: DIE WIRBELSÄULENSEGMENTE

Cranium & Obere HWS (C0-C2)

C0 (Occiput) – Das große Tor

Segment	C0 (Occiput)
Region	Cranium
Metapher	Das Himmelstor
Leitmotto	Wo Bewusstsein und Körper sich begegnen
Organbeziehung (chiropraktische Segmenttafel)	Hypophyse, Zirbeldrüse, Hirnstamm, Hirnhäute, Gleichgewichtsorgan
Typische Beschwerden	Kopfschmerzen, Migräne, Schwindel, Konzentrationsstörungen, Schlafstörungen, vegetative Dysregulation
Emotionale Themen	Überblick, Klarheit, spirituelle Verbindung, Bewusstseinszustände
Psychosomatische Bedeutung	Schwierigkeiten, das große Ganze zu sehen; Überforderung durch zu viele Gedanken; fehlende Anbindung an höhere Führung
Energetische Bedeutung (Chakra)	Kronenchakra (Sahasrara): Verbindung zum Göttlichen, Bewusstseinserweiterung, Einheit
Kaskade & Rückkopplung	Zirbeldrüsenaktivität → Melatonin/Serotonin-Balance → Schlafqualität → Regeneration → Immunsystem → vegetative Stabilität
Organ-Organ-Verbindungen	Zirbeldrüse-Lichtwahrnehmung; Hypophyse-Hormonsystem; Hirnstamm-vegetative Steuerung
TCM/Meridian	Du Mai (Lenkergefäß): Endpunkt
Hypnosomatic-Bild	Kuppel eines Tempels, durch die Licht einfällt; weiter Dom mit Sternendecke
Heilfarbe	Violett, Weiß, Gold
Selbstbefragung	Wenn ich Zugang zur vollkommenen Klarheit hätte, was würde ich sehen?
Mikro-Intervention	3 Atemzüge ins Scheitelchakra, Licht von oben einströmen lassen
Red Flags	Meningismus, Bewusstseinsstörungen, plötzlicher heftiger Kopfschmerz → sofortige Abklärung

C1 (Atlas) – Der Träger der Welt

Segment	C1 (Atlas)
Region	Obere HWS
Metapher	Der Torhüter der Ausrichtung
Leitmotto	Wo stehe ich? Wofür richte ich mich aus?
Organbeziehung (chiropraktische Segmenttafel)	Blutversorgung Kopf, Hypophyse, Kopfhaut, Gesichtsknochen, Gehirn, Innen-/Mittelohr, Sympathisches Nervensystem
Typische Beschwerden	Kopfschmerzen, Migräne, Nervosität, Schlaflosigkeit, Bluthochdruck, Schwindel, Gedächtnisschwund, chronische Müdigkeit, Epilepsie, Tinnitus
Emotionale Themen	Selbstwahrnehmung, Identität, Verbindung zum Hier und Jetzt, Positionierung im Leben
Psychosomatische Bedeutung	Schwierigkeiten, sich im Leben zu positionieren; Angst vor Kontrollverlust; Angst vor dem Unbekannten; Identitätskrisen
Energetische Bedeutung (Chakra)	Kronenchakra: Bewusstseinserweiterung, göttliche Führung, Verbindung zum höheren Selbst
Kaskade & Rückkopplung	Atlas-Fehlstellung → veränderte Blutversorgung Gehirn → Sympathikusaktivierung → Herzfrequenz↑ → Sicherheitsgefühl↓ → chronische Wachsamkeit
Organ-Organ-Verbindungen	Atlas-Vagusnerv-Herz; Atlas-A.vertebralis-Hirnstamm; Atlas-Gleichgewichtsorgan-Raumwahrnehmung
TCM/Meridian	Du Mai, Gallenblasenmeridian (GB20)
Hypnosomatic-Bild	Helle, runde Halle mit zentralem Mast; Horizont, der sich weitet
Heilfarbe	Strahlendes Himmelblau, Silber
Selbstbefragung	Wenn ich 2% klarer sehe, was ändert sich heute?
Mikro-Intervention	3 Atemzüge in den Hinterkopf-Atlas-Raum, Bild von Weite/Horizont
Red Flags	Neurologische Ausfälle, heftiger Schwindel, Thunderclap-Kopfschmerz → sofortige Abklärung

C2 (Axis) – Der Dreher des Blicks

Segment	C2 (Axis)
Region	Obere HWS
Metapher	Der Dreher des Blicks
Leitmotto	Wohin schaue ich? Was will ich sehen?
Organbeziehung (chiropraktische Segmenttafel)	Augen, Augen-Kopf-Koordination, Gleichgewichtsorgan, Nebenhöhlen, Mastoid-Knochen, Zunge, Stirn
Typische Beschwerden	Nebenhöhlenbeschwerden, Allergien, Schielen, Taubheit, Augenleiden, Ohrenschmerzen, Tinnitus, Ohnmachtsanfälle, Sehstörungen
Emotionale Themen	Balance, Dualität, Entscheidungen, Richtungswechsel, Perspektivwechsel
Psychosomatische Bedeutung	Unsicherheit in Entscheidungen; Schwierigkeit zwischen zwei Möglichkeiten zu balancieren; Starrheit in der Sichtweise
Energetische Bedeutung (Chakra)	Drittes-Auge-Chakra (Ajna): Intuition, Weisheit, innere Schau
Kaskade & Rückkopplung	Axis-Blockade → eingeschränkte Kopfrotation → veränderte Augen-Kopf-Koordination → Schwindel → Unsicherheit → weitere Fixierung
Organ-Organ-Verbindungen	Axis-Augenmuskulatur-Blick; Axis-Innenohr-Gleichgewicht; Axis-Vagus-Herzrhythmus
TCM/Meridian	Du Mai, Blasenmeridian
Hypnosomatic-Bild	Drehscheibe, Aussichtspunkt mit 360°-Blick; Weggabelung
Heilfarbe	Indigoblau, Violett
Selbstbefragung	Welche Perspektive meide ich? Was würde ich sehen, wenn ich mich umdrehe?
Mikro-Intervention	Langsame Kopfdrehung mit geschlossenen Augen, neue Blickrichtung wählen
Red Flags	Instabilität, neurologische Symptome, Drehschwindel → ärztliche Abklärung

Mittlere & Untere HWS (C3-C7)

C3 – Das innere Auge

Segment	C3
Region	Mittlere HWS
Metapher	Der Hüter der Stimme
Leitmotto	Was will ausgedrückt werden?
Organbeziehung (chiropraktische Segmenttafel)	Wangen, Ohrmuscheln, Gesichtsknochen, Zähne, Gesichtsmimik (reflektorisch), äußeres Ohr
Typische Beschwerden	Neuralgien, Neuritis, Akne, Hauterkrankungen, Ekzeme, Trigeminusneuralgie, Gesichtslähmungen, Zahnschmerzen
Emotionale Themen	Kommunikation, Selbstausdruck, sich gehört fühlen, Selbstwert im Ausdruck
Psychosomatische Bedeutung	Gefühl, nicht gehört oder verstanden zu werden; Mangel an Selbstwert im Ausdruck; verschluckte Worte
Energetische Bedeutung (Chakra)	Halschakra (Vishuddha): Ausdruck, Wahrheit, authentische Kommunikation
Kaskade & Rückkopplung	Unterdrückter Ausdruck → Nackenspannung → C3-Reizung → Spannung in Kiefer und Gesichtsmuskulatur → noch weniger Ausdruck
Organ-Organ-Verbindungen	C3-Kiefer-Gesichtsspannung; C3-Trigeminus-Gesichtssensibilität; C3-Zungenbein-Schlucken
TCM/Meridian	Dickdarmmeridian, Magenmeridian (Gesicht)
Hypnosomatic-Bild	Tor mit schwingender Tür; Stimme als Instrument
Heilfarbe	Königsblau, Türkis
Selbstbefragung	Welche Worte fehlen meinem Hals, damit meine Schultern leichter werden?
Mikro-Intervention	Hand auf Kehlraum, leise den einen Satz sprechen, den man sich selbst nicht zugesteht
Red Flags	Gesichtslähmung, starke neurologische Symptome → sofortige Abklärung

C4 – Die Stimme

Segment	C4
Region	Mittlere HWS
Metapher	Der Träger des Atems
Leitmotto	Wie frei kann ich atmen?
Organbeziehung (chiropraktische Segmenttafel)	Nase, Lippen, Mund, Eustachische Röhre, Zwerchfell (Phrenicus-Ursprung)
Typische Beschwerden	Heuschnupfen, Katarrh, Gehörverlust, Polypen, Atemeinschränkungen
Emotionale Themen	Emotionale Sicherheit, Bindung, Zugehörigkeit, Liebe und Akzeptanz
Psychosomatische Bedeutung	Unterdrückte Emotionen bezüglich Bindung und Liebe; Atemnot durch emotionale Enge
Energetische Bedeutung (Chakra)	Herzchakra-Verbindung: Liebe, emotionale Offenheit, Mitgefühl
Kaskade & Rückkopplung	Emotionale Enge → flache Atmung → C4/Phrenicus-Spannung → Zwerchfellbeweglichkeit↓ → noch flacherer Atem → mehr Angst
Organ-Organ-Verbindungen	C4-N.phrenicus-Zwerchfell-Atmung; C4-Schultermuskulatur; C4-Herz (indirekt via Atmung)
TCM/Meridian	Lungenmeridian (Atemtiefe)
Hypnosomatic-Bild	Breites Tor zwischen Luft und Klang; Atemraum, der sich weitet
Heilfarbe	Hellblau, Rosa
Selbstbefragung	Was würde ich sagen, wenn ich tief genug atmen könnte?
Mikro-Intervention	Hand auf Bauch und Brust, bewusst in beide Hände atmen
Red Flags	Atemnot, Schluckstörungen → ärztliche Abklärung

C5 – Der Ausdruck

Segment	C5
Region	Mittlere HWS
Metapher	Der Freigeber der Arme
Leitmotto	Was will durch mich in die Welt?
Organbeziehung (chiropraktische Segmenttafel)	Stimmbänder, Halsdrüsen, Kehlkopf, Rachen, Schultermuskulatur (Deltoideus)
Typische Beschwerden	Kehlkopfentzündung, Heiserkeit, Halsschmerzen, Schulterschwäche
Emotionale Themen	Kreativer Ausdruck, Stimme finden, gehört werden, schöpferische Kraft
Psychosomatische Bedeutung	Frustration, unterdrückte kreative Energie; Gefühl, die eigene Stimme nicht nutzen zu können
Energetische Bedeutung (Chakra)	Halschakra: kreativer Ausdruck, Kommunikation, Manifestation durch Worte
Kaskade & Rückkopplung	Kreative Blockade → Kehlkopfspannung → Stimme verliert Kraft → weniger Ausdruck → mehr Frustration
Organ-Organ-Verbindungen	C5-Plexus brachialis-Schulter/Arm; C5-Halsmuskulatur-Stimme; C5-Schilddrüse (Nähe)
TCM/Meridian	Lungenmeridian, Dickdarmmeridian
Hypnosomatic-Bild	Kreuzung mit offenen Wegen; Marktplatz der Möglichkeiten
Heilfarbe	Türkis, Sonnengelb
Selbstbefragung	Was möchte durch meine Hände in die Welt kommen?
Mikro-Intervention	Arme seitlich ausstrecken, Schultern kreisen, dann Hände zum Herzen
Red Flags	Armschwäche, Taubheit, anhaltende Heiserkeit → ärztliche Abklärung

C6 – Die Verantwortung

Segment	C6
Region	Untere HWS
Metapher	Der Strecker in die Welt
Leitmotto	Was greife ich? Was lasse ich los?
Organbeziehung (chiropraktische Segmenttafel)	Nackenmuskulatur, Schultern, Mandeln, Bizeps, Handgelenksstrecker
Typische Beschwerden	Genickstarre, Nackenschmerzen, Oberarmschmerzen, Mandelentzündung, Karpaltunnel
Emotionale Themen	Verantwortung, Lasten tragen, emotionale und physische Belastungen
Psychosomatische Bedeutung	Überforderung durch emotionale oder physische Belastungen; zu viel auf den Schultern; Greifen und Loslassen
Energetische Bedeutung (Chakra)	Herzchakra und Halschakra: emotionale Lasten, Verantwortung, Kommunikation
Kaskade & Rückkopplung	Last → Schulterspannung → C6-Reizung → Armkraft↓ → kompensatorisches Festhalten → mehr Last
Organ-Organ-Verbindungen	C6-Bizeps-Armbeugung; C6-Handgelenk-Greifen; C6-Mandeln-Immunabwehr
TCM/Meridian	Dünndarmmeridian, Dreifacher Erwärmer
Hypnosomatic-Bild	Balkon über einem Fluss; Hände, die empfangen oder loslassen
Heilfarbe	Smaragdgrün, Rubinrot
Selbstbefragung	Was möchte ich ergreifen? Was möchte ich liebevoll loslassen?
Mikro-Intervention	Hände öffnen und schließen, bewusst spüren: Greifen, Halten, Loslassen
Red Flags	Kraftverlust Hand/Arm, Taubheit Daumen/Zeigefinger → ärztliche Abklärung

C7 – Die Schwelle

Segment	C7
Region	Untere HWS
Metapher	Der Grenzgänger
Leitmotto	Wie zeige ich mich der Welt?
Organbeziehung (chiropraktische Segmenttafel)	Schilddrüse, Schleimbeutel Schulter, Ellbogen, Trizeps
Typische Beschwerden	Schleimbeutelentzündung, Erkältungen, Schilddrüsenerkrankungen, Ellbogenschmerzen
Emotionale Themen	Verbindung zur Welt, Sicherheitsgefühl, Zugehörigkeit, Selbstpräsentation
Psychosomatische Bedeutung	Gefühl von Isolation oder Unsicherheit in der Welt; Übergang zwischen Anpassung und Standhaftigkeit
Energetische Bedeutung (Chakra)	Übergang Herz- zu Halschakra: Ausdruck und Verbindung zur Welt
Kaskade & Rückkopplung	Unsicherheit → Schultern hochgezogen → C7-Spannung → Schilddrüsendurchblutung verändert → Stoffwechsel instabil → mehr Unsicherheit
Organ-Organ-Verbindungen	C7-Schilddrüse-Stoffwechsel; C7-Trizeps-Armstreckung; C7-oberer Brustkorb-Atmung
TCM/Meridian	Du Mai (Punkt Da Zhui), Dreifacher Erwärmer
Hypnosomatic-Bild	Hoher Torbogen zwischen zwei Landschaften; Schwelle zum Sichtbarwerden
Heilfarbe	Königsblau, Bronze
Selbstbefragung	Bin ich bereit, mich zu zeigen? Was brauche ich dafür?
Mikro-Intervention	Schultern bewusst hochziehen, halten, dann fallen lassen mit Ausatmung
Red Flags	Trizepsschwäche, Taubheit Mittelfinger → ärztliche Abklärung

Obere BWS (Th1-Th4)

Th1 – Die Schwelle zum Herzen

Segment	Th1
Region	Obere BWS
Metapher	Der Torwächter zum Herzen
Leitmotto	Wie offen ist mein Herzraum?
Organbeziehung (chiropraktische Segmenttafel)	Unterarme, Handgelenke, Hände, Finger, Speiseröhre, Luftröhre
Typische Beschwerden	Asthma, Husten, Atembeschwerden, Kurzatmigkeit, Schmerzen in Unterarmen und Händen
Emotionale Themen	Emotionale Freiheit, frei atmen können, Öffnung vs. Schutz
Psychosomatische Bedeutung	Unterdrückte Gefühle, Unfähigkeit tief durchzuatmen; Beklemmung
Energetische Bedeutung (Chakra)	Herzchakra: Atem, Liebe, emotionale Offenheit
Kaskade & Rückkopplung	Emotionale Verschlossenheit → Brustkorb eng → Th1-Spannung → Arme/Hände kalt → noch mehr Rückzug
Organ-Organ-Verbindungen	Th1-Speiseröhre-Schlucken; Th1-Lunge (Spitze)-Atmung; Th1-Hände-Feinmotorik
TCM/Meridian	Lungenmeridian, Herzmeridian
Hypnosomatic-Bild	Doppelflügeliges Tor zum Herzraum; Licht strömt ein
Heilfarbe	Roségold, Türkis
Selbstbefragung	Wie weit kann ich mein Herz heute öffnen?
Mikro-Intervention	Schultern öffnen, tief einatmen, Arme seitlich ausstrecken
Red Flags	Taubheit Unterarm/Hand, Atemprobleme → ärztliche Abklärung

Th2 – Das Herz selbst

Segment	Th2
Region	Obere BWS
Metapher	Der Träger des Herzens
Leitmotto	Wo Mut und Atem sich begegnen
Organbeziehung (chiropraktische Segmenttafel)	Herz, Herzkranzgefäße, Herzrhythmus
Typische Beschwerden	Herzprobleme, Herzschmerzen, Brustschmerzen, funktionelle Herzstörungen, Herzrhythmusstörungen
Emotionale Themen	Emotionale Stabilität, Herzensangelegenheiten, Beziehungen, Nähe
Psychosomatische Bedeutung	Unverarbeitete emotionale Verletzungen; Schwierigkeiten in Beziehungen; verschlossenes Herz
Energetische Bedeutung (Chakra)	Herzchakra: Liebe, Mitgefühl, emotionale Heilung
Kaskade & Rückkopplung	Herzschmerz → Schutzspannung → Th2-Blockade → Herzrhythmusveränderung → Angst → mehr Schutz
Organ-Organ-Verbindungen	Th2-Herz-Rhythmus; Th2-Koronararterien-Durchblutung; Th2-Lunge-Atemtiefe
TCM/Meridian	Herzmeridian (Shu-Punkt), Perikardmeridian
Hypnosomatic-Bild	Balkon mit Blick in einen lichtdurchfluteten Raum; pulsierendes Herzzentrum
Heilfarbe	Rubinrot, Gold
Selbstbefragung	Was braucht mein Herz, um sich sicher genug zu öffnen?
Mikro-Intervention	Hand aufs Herz, 6 tiefe Atemzüge, Wärme spüren
Red Flags	Brustschmerzen, Herzrhythmusstörungen → sofortige kardiologische Abklärung

Th3 – Der Atem des Herzens

Segment	Th3
Region	Obere BWS
Metapher	Die Halle der Resonanz
Leitmotto	Wie klingt mein Herz in der Welt?
Organbeziehung (chiropraktische Segmenttafel)	Lungen, Bronchien, Rippenfell, Brustkorb, Brust
Typische Beschwerden	Bronchitis, Rippenfellentzündung, Lungenentzündung, Grippe, Atembeschwerden
Emotionale Themen	Lebensfreude, Selbstwert, sich zeigen, emotionale Resonanz
Psychosomatische Bedeutung	Unterdrückte Gefühle, Sorgen; Gefühl von Erstickung oder Einschränkung im Leben
Energetische Bedeutung (Chakra)	Herzchakra: Atmung, Lebensenergie (Prana), Freude
Kaskade & Rückkopplung	Geringer Selbstwert → eingefallene Haltung → Th3-Blockade → flache Atmung → weniger Energie → noch weniger Selbstwert
Organ-Organ-Verbindungen	Th3-Bronchien-Atemwege; Th3-Thymus-Immunsystem; Th3-Brustmuskulatur-Haltung
TCM/Meridian	Lungenmeridian (Shu-Punkt), Blasenmeridian
Hypnosomatic-Bild	Runder Raum mit hohen Wänden, Herzschlag als Echo; Resonanzkörper
Heilfarbe	Smaragdgrün, Gold
Selbstbefragung	Wenn mein Herz frei klingen könnte, welchen Ton hätte es?
Mikro-Intervention	Brustkorb sanft beklopfen, dann tönen (Summen)
Red Flags	Atemnot, Fieber, Brustschmerz beim Atmen → ärztliche Abklärung

Th4 – Die Arme des Herzens

Segment	Th4
Region	Obere BWS
Metapher	Der Tiefenöffner
Leitmotto	Wie tief darf das Leben in mich hinein?
Organbeziehung (chiropraktische Segmenttafel)	Gallenblase, Gallengänge, obere Lungenfelder
Typische Beschwerden	Gallenblasenprobleme, Gelbsucht, Gürtelrose, Atemeinschränkungen
Emotionale Themen	Empathie, Mitgefühl, Umgang mit Gefühlen anderer, Tiefe zulassen
Psychosomatische Bedeutung	Bitterkeit, unterdrückter Zorn; Schwierigkeiten mit Gefühlen anderer umzugehen
Energetische Bedeutung (Chakra)	Herzchakra und Solarplexus: Empathie, persönliche Macht, Entscheidungsfindung
Kaskade & Rückkopplung	Unterdrückte Bitterkeit → Gallenfluss↓ → Fettverdauung gestört → Müdigkeit → mehr Bitterkeit
Organ-Organ-Verbindungen	Th4-Gallenblase-Entscheidungskraft; Th4-Lunge-Tiefe Atmung; Th4-Zwerchfell-Beweglichkeit
TCM/Meridian	Gallenblasenmeridian (Shu-Punkt)
Hypnosomatic-Bild	Sonnendurchfluteter Innenhof; tiefer See mit klarer Oberfläche
Heilfarbe	Smaragdgrün, Goldgelb
Selbstbefragung	Was hindert mich daran, das Leben in voller Tiefe zu empfangen?
Mikro-Intervention	Tief in den Bauch atmen, Hände auf Rippenbögen, Raum spüren
Red Flags	Gelbfärbung, starke Oberbauchschmerzen → sofortige Abklärung

Mittlere BWS (Th5-Th9)

Th5 – Das Tor zur Mitte

Segment	Th5
Region	Mittlere BWS
Metapher	Der Übersetzer zwischen Herz und Verdauung
Leitmotto	Was verdaue ich? Was transformiere ich?
Organbeziehung (chiropraktische Segmenttafel)	Leber, Solarplexus, Blutkreislauf
Typische Beschwerden	Leberschwäche, Fieber, Hypotonie, Anämie, Kreislaufschwäche, Arthritis
Emotionale Themen	Wut, Frustration, ungenutzte Entscheidungskraft, kreative Stauung
Psychosomatische Bedeutung	Unterdrückte oder unausgesprochene Wut; tiefe Frustration die verarbeitet werden muss
Energetische Bedeutung (Chakra)	Solarplexus-Chakra: Selbstwert, emotionale Stärke, persönliche Macht
Kaskade & Rückkopplung	Unterdrückte Wut → Leberspannung → Entgiftung↓ → Toxine↑ → Reizbarkeit↑ → mehr unterdrückte Wut
Organ-Organ-Verbindungen	Th5-Leber-Entgiftung-Stoffwechsel; Th5-Gallenblase-Fettverdauung; Th5-Magen-Verdauung
TCM/Meridian	Lebermeridian (Shu-Punkt), Gallenblasenmeridian
Hypnosomatic-Bild	Tor zwischen zwei Hallen (Herz und Bauch); Fluss der sich teilt
Heilfarbe	Grün, Gelb
Selbstbefragung	Was davon ist mein Paket? Was geht liebevoll zurück?
Mikro-Intervention	Warmes Licht in den Oberbauch denken, innerlich sortieren
Red Flags	Gelbfärbung, starke rechtsseitige Oberbauchschmerzen → Abklärung

Th6 – Das Sonnengeflecht

Segment	Th6
Region	Mittlere BWS
Metapher	Das Kraftwerk der Mitte
Leitmotto	Welche Entscheidungen wollen getroffen werden?
Organbeziehung (chiropraktische Segmenttafel)	Magen, oberer Verdauungstrakt
Typische Beschwerden	Magenbeschwerden, Verdauungsstörungen, Sodbrennen, nervöser Magen, Reflux
Emotionale Themen	Emotionen verdauen, Sorgen, Überforderung, ungelöste Konflikte
Psychosomatische Bedeutung	Emotionale Überforderung; 'etwas nicht schlucken können'; ungelöste Konflikte
Energetische Bedeutung (Chakra)	Solarplexus-Chakra: emotionale Verdauung, innere Stärke, Umsetzungskraft
Kaskade & Rückkopplung	Stress → Magensäure↑ → Schleimhautreizung → Schmerz → mehr Stress → Teufelskreis
Organ-Organ-Verbindungen	Th6-Magen-Verdauung; Th6-Leber-Stoffwechsel; Th6-Milz-Immunsystem; Th6-Pankreas-Blutzucker
TCM/Meridian	Magenmeridian (Shu-Punkt), Milzmeridian
Hypnosomatic-Bild	Großes Kraftwerk mit Turbinen; Schleuse im Fluss
Heilfarbe	Sonniges Gelb, Smaragdgrün
Selbstbefragung	Was liegt mir auf dem Magen? Was will verdaut werden?
Mikro-Intervention	Hände auf Oberbauch, kreisende Bewegung, Wärme visualisieren
Red Flags	Bluterbrechen, Teerstuhl, starke Oberbauchschmerzen → sofortige Abklärung

Th7 – Der Verdauer

Segment	Th7
Region	Mittlere BWS
Metapher	Der Hüter der Mitte
Leitmotto	Wie behaupte ich meinen Wert?
Organbeziehung (chiropraktische Segmenttafel)	Bauchspeicheldrüse (Pankreas), Zwölffingerdarm
Typische Beschwerden	Geschwüre, Gastritis, Diabetes, Blutzuckerschwankungen
Emotionale Themen	Selbstwertgefühl, Selbstakzeptanz, Abgrenzung, innere Mitte
Psychosomatische Bedeutung	Geringes Selbstwertgefühl; Unsicherheiten; Schwierigkeiten emotionale Nahrung aufzunehmen
Energetische Bedeutung (Chakra)	Solarplexus-Chakra: Selbstwert, Macht, persönliche Identität
Kaskade & Rückkopplung	Geringer Selbstwert → emotionale Überreaktion → Pankreas-Stress → Blutzucker instabil → Stimmungsschwankungen → noch geringerer Selbstwert
Organ-Organ-Verbindungen	Th7-Pankreas-Blutzucker; Th7-Milz-Immunabwehr; Th7-Magen-Verdauung; Th7-Nebennieren (Stressachse)
TCM/Meridian	Milzmeridian (Shu-Punkt), Magenmeridian
Hypnosomatic-Bild	Befestigter Platz mit zentralem Feuer; Festung mit Wächtern
Heilfarbe	Goldgelb, Rotgold
Selbstbefragung	Was ist mein wahrer Wert, unabhängig von äußerer Bestätigung?
Mikro-Intervention	Hände auf Solarplexus, tiefe Atmung, inneres Feuer visualisieren
Red Flags	Starke Oberbauchschmerzen (gürtelförmig), Diabetes-Symptome → Abklärung

Th8 – Der Entgifter

Segment	Th8
Region	Mittlere BWS
Metapher	Der Versorger der Mitte
Leitmotto	Wie nähre ich mich selbst?
Organbeziehung (chiropraktische Segmenttafel)	Milz, Zwerchfell, Immunsystem
Typische Beschwerden	Abwehrschwäche, häufige Infekte, Müdigkeit, Milzvergrößerung
Emotionale Themen	Immunsystem, emotionale Resilienz, Geben und Nehmen
Psychosomatische Bedeutung	Ständige emotionale Belastung; geschwächte emotionale Abwehr; Ungleichgewicht im Geben/Nehmen
Energetische Bedeutung (Chakra)	Solarplexus-Chakra: emotionale Resilienz, Schutzmechanismen
Kaskade & Rückkopplung	Emotionale Erschöpfung → Immunschwäche → häufige Infekte → mehr Erschöpfung → Teufelskreis
Organ-Organ-Verbindungen	Th8-Milz-Blutfilterung-Immunzellen; Th8-Zwerchfell-Atmung; Th8-Leber-Stoffwechsel
TCM/Meridian	Milzmeridian (Hauptorgan der Transformation)
Hypnosomatic-Bild	Großer Tisch auf dem Nahrung sortiert wird; Versorgungszentrum
Heilfarbe	Warmes Gold, sanftes Grün
Selbstbefragung	Wie gut versorge ich mich selbst? Was brauche ich wirklich?
Mikro-Intervention	Bewusst etwas Nährendes essen oder trinken, langsam genießen
Red Flags	Fieber, vergrößerte Milz, häufige schwere Infekte → Abklärung

Th9 – Der Speicher

Segment	Th9
Region	Mittlere BWS
Metapher	Der Speicher der inneren Kraft
Leitmotto	Wie resilient bin ich?
Organbeziehung (chiropraktische Segmenttafel)	Nebennieren, Stressachse
Typische Beschwerden	Allergien, Nesselausschläge, chronische Müdigkeit, Erschöpfung
Emotionale Themen	Stressreaktion, Resilienz, Angstbalancierung, Durchhalten
Psychosomatische Bedeutung	Überforderung, Erschöpfung, chronischer Stress; Nebennieren-Erschöpfung
Energetische Bedeutung (Chakra)	Solarplexus-Chakra: Energie, Vitalität, Widerstandskraft
Kaskade & Rückkopplung	Chronischer Stress → Cortisol dauerhaft erhöht → Nebennieren erschöpft → Energie↓ → Krankheitsanfälligkeit↑
Organ-Organ-Verbindungen	Th9-Nebennieren-Cortisol-Stressantwort; Th9-Nieren-Blutdruck; Th9-Immunsystem-Allergieneigung
TCM/Meridian	Nierenmeridian (Yang-Aspekt), Blasenmeridian
Hypnosomatic-Bild	Massiver Speicherraum; Festung mit dicken Mauern
Heilfarbe	Tiefes Rot, warmes Blau
Selbstbefragung	Wo verbrauche ich unnötig Energie? Wo tanke ich auf?
Mikro-Intervention	Hände auf unteren Rücken (Nierengegend), Wärme senden
Red Flags	Extreme Erschöpfung, Blutdruckprobleme, Hautausschläge → Abklärung

Untere BWS (Th10-Th12)

Th10 – Der Stresssensor

Segment	Th10
Region	Untere BWS
Metapher	Der Stabilisator in stürmischen Zeiten
Leitmotto	Wie stabil bin ich im Inneren?
Organbeziehung (chiropraktische Segmenttafel)	Nieren, Flüssigkeitshaushalt, Blutdruck
Typische Beschwerden	Nierenbeschwerden, Nierenschwäche, Arteriosklerose, chronische Müdigkeit, Nierenbeckenentzündung
Emotionale Themen	Angstbewältigung, emotionale Stabilität, innere Sicherheit
Psychosomatische Bedeutung	Angst, Unsicherheit; Gefühl den Boden unter den Füßen zu verlieren
Energetische Bedeutung (Chakra)	Sakralchakra-Verbindung: emotionale Stabilität, Fluss
Kaskade & Rückkopplung	Existenzangst → Nieren-Anspannung → Wasserhaushalt gestört → Blutdruck instabil → körperliche Unsicherheit → mehr Angst
Organ-Organ-Verbindungen	Th10-Nieren-Wasserhaushalt; Th10-Nebennieren-Stressantwort; Th10-Blase-Ausscheidung
TCM/Meridian	Nierenmeridian (Shu-Punkt)
Hypnosomatic-Bild	Tiefer Anker im Hafenbecken; stabiler Fundamentstein
Heilfarbe	Dunkelblau, Erdbraun
Selbstbefragung	Was gibt mir innere Sicherheit, wenn außen alles wankt?
Mikro-Intervention	Füße fest auf den Boden, 10 tiefe Atemzüge, Erdung visualisieren
Red Flags	Blut im Urin, starke Flankenschmerzen, Bluthochdruck → Abklärung

Th11 – Der Filter

Segment	Th11
Region	Untere BWS
Metapher	Der Mobilisierer aus der Mitte
Leitmotto	Bin ich bereit, in Bewegung zu gehen?
Organbeziehung (chiropraktische Segmenttafel)	Nieren, Harnleiter, Haut
Typische Beschwerden	Hautkrankheiten, Akne, Ekzeme, Furunkel, Nierenprobleme
Emotionale Themen	Innere Sicherheit, Angstbewältigung, Handlungsbereitschaft
Psychosomatische Bedeutung	Unterdrückte Ängste, emotionale Unsicherheit; Haut als Grenze nach außen
Energetische Bedeutung (Chakra)	Sakralchakra: emotionale Sicherheit, Kreativität, Bewegung
Kaskade & Rückkopplung	Unterdrückte Emotion → Haut reagiert → sichtbare 'Ausdrücke' → Scham → mehr Unterdrückung
Organ-Organ-Verbindungen	Th11-Nieren-Harnleiter-Ausscheidung; Th11-Haut-Grenzorgan; Th11-Nebennieren-Stressachse
TCM/Meridian	Nierenmeridian, Blasenmeridian
Hypnosomatic-Bild	Wachturm an einer Grenze; Torhaus mit offenen Türen
Heilfarbe	Orange, Ocker
Selbstbefragung	Was zeigt sich auf meiner Haut? Welche Emotion will raus?
Mikro-Intervention	Haut sanft streichen, bewusst die Grenze wahrnehmen
Red Flags	Schwere Hauterkrankungen, Nierenschmerzen → Abklärung

Th12 – Die Schwelle zur Basis

Segment	Th12
Region	Untere BWS
Metapher	Der Grenzwächter
Leitmotto	Wo endet der Schutz, wo beginnt die Bewegung?
Organbeziehung (chiropraktische Segmenttafel)	Dünndarm, Lymphsystem, unterer Brustkorb
Typische Beschwerden	Rheumatismus, Blähungen, bestimmte Arten von Sterilität, Verdauungsstörungen
Emotionale Themen	Emotionale Verarbeitung, Verdauung von Erfahrungen, Übergänge
Psychosomatische Bedeutung	Emotionale Unausgeglichenheit; Unfähigkeit Erlebnisse loszulassen oder zu verarbeiten
Energetische Bedeutung (Chakra)	Solarplexus und Sakralchakra: emotionale Verarbeitung, Übergang
Kaskade & Rückkopplung	Unverdaute Erfahrungen → Darmspannung → Gasbildung → Blähungen → Unbehagen → noch weniger Verarbeitung
Organ-Organ-Verbindungen	Th12-Dünndarm-Nährstoffaufnahme; Th12-Lymphe-Immunabwehr; Th12-Psoas-Bewegung (Übergang LWS)
TCM/Meridian	Dünndarmmeridian (Shu-Punkt), Blasenmeridian
Hypnosomatic-Bild	Großes Tor zwischen zwei Landschaften; Schwelle zum neuen Territorium
Heilfarbe	Sanftes Türkis, Ocker
Selbstbefragung	Was muss ich loslassen, um vorwärtszugehen?
Mikro-Intervention	Hand auf unteren Rücken, Übergang spüren, Loslassen visualisieren
Red Flags	Starke Rückenschmerzen, Verdauungsprobleme, Lymphschwellung → Abklärung

Lendenwirbelsäule (L1-L5)

L1 – Die Existenz

Segment	L1
Region	Obere LWS
Metapher	Der Kommandopunkt der unteren Säule
Leitmotto	Wo stehe ich im Leben?
Organbeziehung (chiropraktische Segmenttafel)	Dickdarm, Leistenpforte, Bauchmuskeln
Typische Beschwerden	Verstopfung, Colitis, Durchfall, bestimmte Hernien
Emotionale Themen	Loslassen, alte Gewohnheiten ablegen, Standpunkt beziehen
Psychosomatische Bedeutung	Unfähigkeit loszulassen: von Emotionen, Menschen, Vergangenem; Haltungsprobleme
Energetische Bedeutung (Chakra)	Wurzelchakra-Verbindung: Erdung, Sicherheit, Basis im Leben
Kaskade & Rückkopplung	Festhalten → Darmträgheit → Verstopfung → Bauchspannung → noch mehr Festhalten
Organ-Organ-Verbindungen	L1-Dickdarm-Ausscheidung; L1-Psoas-Hüftbeugung; L1-Bauchmuskulatur-Rumpfstabilität
TCM/Meridian	Dickdarmmeridian (Shu-Punkt), Nierenmeridian
Hypnosomatic-Bild	Kommandozentrale auf einem Plateau; Aussichtspunkt
Heilfarbe	Tiefes Braun, Gold
Selbstbefragung	Was halte ich fest, das losgelassen werden will?
Mikro-Intervention	Bauchdecke entspannen, bewusst Loslassen beim Ausatmen
Red Flags	Blut im Stuhl, starke Bauchschmerzen, Hernien → Abklärung

L2 – Das Sakrale

Segment	L2
Region	Mittlere LWS
Metapher	Der Kraftverteiler
Leitmotto	Wie präsent bin ich in der Welt?
Organbeziehung (chiropraktische Segmenttafel)	Blinddarm (Appendix), Bauch, Oberschenkel
Typische Beschwerden	Krämpfe, Atembeschwerden, Übersäuerung, Krampfadern
Emotionale Themen	Vertrauen in eigene Instinkte, Selbstvertrauen, Präsenz
Psychosomatische Bedeutung	Emotionale Unsicherheiten; mangelndes Vertrauen in sich selbst; zurückhaltende Körperpräsenz
Energetische Bedeutung (Chakra)	Sakralchakra: Kreativität, emotionale Sicherheit, Selbstvertrauen
Kaskade & Rückkopplung	Mangelndes Selbstvertrauen → unsicherer Gang → L2-Überlastung → Beinschmerzen → noch weniger Präsenz
Organ-Organ-Verbindungen	L2-Psoas-Hüftbeugung; L2-Oberschenkelmuskulatur-Stand; L2-Dickdarm-Verdauung
TCM/Meridian	Magenmeridian, Nierenmeridian
Hypnosomatic-Bild	Runder Platz mit drei abgehenden Wegen; Drehkreuz
Heilfarbe	Kräftiges Orange, Purpur
Selbstbefragung	Wie viel Raum erlaube ich mir einzunehmen?
Mikro-Intervention	Breitbeinig stehen, Hände in die Hüften, Präsenz spüren
Red Flags	Appendizitis-Symptome, starke Beinschmerzen → Abklärung

L3 – Die Mitte

Segment	L3
Region	Mittlere LWS
Metapher	Der Pfeiler der Verwurzelung
Leitmotto	Wie tief reichen meine Wurzeln?
Organbeziehung (chiropraktische Segmenttafel)	Geschlechtsorgane, Gebärmutter/Prostata, Blase, Knie
Typische Beschwerden	Blasenbeschwerden, Menstruationsstörungen, Fehlgeburten, Bettnässen, Impotenz, Wechseljahrbeschwerden, Knieprobleme
Emotionale Themen	Kreativität, Fruchtbarkeit, sexuelle Gesundheit, Verwurzelung
Psychosomatische Bedeutung	Unterdrückte kreative oder sexuelle Energie; Bindungsprobleme; Unsicherheit in Beziehungen
Energetische Bedeutung (Chakra)	Sakralchakra: Kreativität, Sexualität, Schöpfung
Kaskade & Rückkopplung	Unterdrückte Sexualität/Kreativität → Beckenspannung → L3-Reizung → Blasen-/Sexualprobleme → mehr Unterdrückung
Organ-Organ-Verbindungen	L3-Blase-Kontinenz; L3-Uterus/Prostata-Fortpflanzung; L3-Knie-Beweglichkeit
TCM/Meridian	Nierenmeridian, Blasenmeridian, Lebermeridian (Genitalbereich)
Hypnosomatic-Bild	Mächtiger Baumstamm mit tiefen Wurzeln
Heilfarbe	Dunkles Grün, Erdbraun
Selbstbefragung	Wie tief bin ich im Leben verwurzelt? Wo fehlt mir Halt?
Mikro-Intervention	Füße in die Erde drücken, Wurzeln visualisieren
Red Flags	Blasenentleerungsstörungen, starke Menstruationsprobleme, Knieschmerzen → Abklärung

L4 – Der Schritt

Segment	L4
Region	Untere LWS
Metapher	Der Lastenträger
Leitmotto	Wie verteile ich meine Lasten?
Organbeziehung (chiropraktische Segmenttafel)	Prostata/Uterus, Muskeln des unteren Rückens, Ischias-Nerv
Typische Beschwerden	Ischias, Hexenschuss, häufiges/schmerzhaftes Wasserlassen, Rückenschmerzen
Emotionale Themen	Stabilität, emotionale Sicherheit, Lastenverteilung
Psychosomatische Bedeutung	Emotionale Instabilität; mangelnde Sicherheit; zu viel Verantwortung tragen
Energetische Bedeutung (Chakra)	Sakral- und Wurzelchakra: emotionale und physische Stabilität
Kaskade & Rückkopplung	Zu viel Last → L4-Überlastung → Ischiasreizung → Beinschmerz/Schwäche → noch mehr Last auf andere Strukturen
Organ-Organ-Verbindungen	L4-Ischias-Beinversorgung; L4-Prostata/Uterus-Beckenorgane; L4-Gesäßmuskulatur-Stabilität
TCM/Meridian	Blasenmeridian, Gallenblasenmeridian (Beinverlauf)
Hypnosomatic-Bild	Massiver Brückenpfeiler; tragender Balken
Heilfarbe	Stahl mit weichem Kern, Holz
Selbstbefragung	Welche Last kann ich abgeben? Wer trägt mit?
Mikro-Intervention	Visualisieren wie Last auf mehrere Schultern verteilt wird
Red Flags	Lähmungserscheinungen, Blasen-/Mastdarmstörungen → SOFORTIGE Abklärung (Cauda-equina-Syndrom)

L5 – Das Fundament

Segment	L5
Region	Untere LWS
Metapher	Der Fundamentstein
Leitmotto	Stehe ich auf festem Grund?
Organbeziehung (chiropraktische Segmenttafel)	Hüfte, Gesäß, Beine, Füße
Typische Beschwerden	ISG-Beschwerden, Rückenschmerzen, Hexenschuss, Skoliose, Beinschmerzen
Emotionale Themen	Selbstvertrauen, Sicherheit, Entscheidungen, Übergänge
Psychosomatische Bedeutung	Tiefe Unsicherheiten; fehlendes solides Fundament im Leben; Angst vor dem nächsten Schritt
Energetische Bedeutung (Chakra)	Wurzelchakra: Erdung, Sicherheit, Basis des Lebens
Kaskade & Rückkopplung	Unsicherheit → muskuläre Fixierung → L5-Blockade → eingeschränkte Bewegung → verstärkte Unsicherheit
Organ-Organ-Verbindungen	L5-Ischias-Bein/Fuß; L5-Beckenboden-Stabilität; L5-ISG-Kraftübertragung
TCM/Meridian	Blasenmeridian, Nierenmeridian
Hypnosomatic-Bild	Massiver Ankerstein; Fundament einer Brücke
Heilfarbe	Basaltgrau, Rotbraun
Selbstbefragung	Welcher eine Schritt stärkt heute meine Basis?
Mikro-Intervention	Füße spüren, 10 Atemzüge in Lendenbogen, dann eine konkrete Handlung
Red Flags	Lähmung, Taubheit, Blasen-/Darmstörungen → SOFORTIGE Abklärung

Sakrum & Steißbein

Sakrum (S1-S5) – Das heilige Dreieck

Segment	Sakrum (S1-S5)
Region	Kreuzbein
Metapher	Die heilige Basis
Leitmotto	Wo ist mein Urgrund?
Organbeziehung (chiropraktische Segmenttafel)	Enddarm, After, Blase, Geschlechtsorgane, unterer Rücken, Beckenboden
Typische Beschwerden	Hämorrhoiden, Steißbeinschmerzen, Ischiasprobleme, Beckenschmerzen, Unfruchtbarkeit, Blasenprobleme, Verstopfung/Durchfall, Menstruationsstörungen, sexuelle Dysfunktionen
Emotionale Themen	Grundlegende Sicherheit, Stabilität, Überlebensinstinkte, Erdung, Zugehörigkeit
Psychosomatische Bedeutung	Angst vor Veränderung; Gefühl im Leben festzustecken; sexuelle Blockaden; ungelöste Traumata; Verbindung zur Vergangenheit
Energetische Bedeutung (Chakra)	Wurzelchakra (Muladhara) + Sakralchakra (Svadhisthana): Erdung, Sicherheit, Kreativität, Sexualität
Kaskade & Rückkopplung	Existenzangst → Beckenbodenanspannung → ISG-Blockade → Beinversorgung gestört → Standunsicherheit → mehr Angst
Organ-Organ-Verbindungen	Sakrum-Beckenboden-Kontinenz; Sakrum-Sexualorgane-Fortpflanzung; Sakrum-Enddarm-Ausscheidung; Sakrum-Ischias-Beine
TCM/Meridian	Du Mai (Lenkergefäß Beginn), Nierenmeridian, Blasenmeridian
Hypnosomatic-Bild	Fünf leuchtende Steine als Fundament; Wurzelstock eines Weltbaums
Heilfarbe	Dunkelrot (S1), Orange (S2), Grün (S3), Blau (S4), Braun (S5)
Selbstbefragung	Fühle ich mich sicher und verwurzelt? Wo liegt mein Urvertrauen?
Mikro-Intervention	Beckenbodenwahrnehmung, sanfte Anspannung und Entspannung
Red Flags	Cauda-equina-Syndrom (Lähmung, Taubheit, Inkontinenz) → NOTFALL

Coccyx (Steißbein) – Die Ur-Erinnerung

Segment	Coccyx (Steißbein)
Region	Steißbein
Metapher	Der letzte Anker
Leitmotto	Wo berühre ich die Erde?
Organbeziehung (chiropraktische Segmenttafel)	Beckenboden, Enddarm, unterste Nervenwurzeln
Typische Beschwerden	Steißbeinschmerzen (Coccygodynie), Schmerzen beim Sitzen, Beckenbodendysfunktion
Emotionale Themen	Urvertrauen, tiefste Erdung, Verbindung zu Ahnen, Loslassen
Psychosomatische Bedeutung	Tiefe Existenzängste; Gefühl nicht dazuzugehören; unverarbeitete Stürze/Traumata; fehlende Erdung
Energetische Bedeutung (Chakra)	Wurzelchakra-Basis: tiefste Erdung, Verbindung zur Erde und Urkraft
Kaskade & Rückkopplung	Trauma → Steißbeinschmerz → Sitzen unangenehm → Vermeidung → weniger Ruhe → chronische Anspannung
Organ-Organ-Verbindungen	Steißbein-Beckenboden-Stabilität; Steißbein-Enddarm-Ausscheidung; Steißbein-Ligamente-Beckenstatik
TCM/Meridian	Du Mai (Lenkergefäß Ursprung), Ren Mai (Konzeptionsgefäß)
Hypnosomatic-Bild	Kleiner leuchtender Kristall im Erdreich; tiefste Wurzelspitze
Heilfarbe	Rubinrot, Schwarz mit warmem Kern
Selbstbefragung	Was verbindet mich mit der Erde? Wo ist mein tiefster Halt?
Mikro-Intervention	Im Sitzen Steißbein bewusst spüren, Verbindung zur Erde visualisieren
Red Flags	Sturz auf Steißbein mit anhaltenden Schmerzen, Frakturverdacht → Abklärung

ABSCHNITT 2: FUNKTIONELLE ORGAN-KETTEN

Diese Verbindungen zeigen, wie Organe über fasziale, nervale und energetische Bahnen miteinander kommunizieren und sich gegenseitig beeinflussen.

Leber-Galle-Magen-Achse

Verbindung	Leber-Galle-Magen-Achse
Beteiligte Segmente	Th5-Th9
Beschreibung	Die Leber produziert Galle, die in der Gallenblase gespeichert und bei Bedarf in den Zwölffingerdarm abgegeben wird. Diese Achse ist zentral für die Fettverdauung und den Stoffwechsel.
Physiologie	Leber: Entgiftung, Proteinsynthese, Glykogenspeicher. Galle: Fettemulsion. Magen: Säureproduktion, Proteinaufschluss.
Emotionale Aspekte	Wut (Leber), Bitterkeit/Entscheidung (Galle), Sorge (Magen)
Kaskade	Unterdrückte Wut → Leberspannung → verminderte Gallensekretion → Fettverdauungsstörung → Blähungen, Völlegefühl
TCM-Zusammenhang	Holz kontrolliert Erde (Leber-Galle hemmt Milz-Magen bei Überaktivität)
Intervention	Grünes Licht in Oberbauch visualisieren, Th5-Th6 mobilisieren

Niere-Nebenniere-Psoas-Achse

Verbindung	Niere-Nebenniere-Psoas-Achse
Beteiligte Segmente	Th10-L3
Beschreibung	Die Nieren regulieren Wasserhaushalt und Blutdruck. Die Nebennieren darauf sitzend steuern die Stressantwort. Der Psoas als Hüftbeuger hat direkten Kontakt zur Nierenfaszie.
Physiologie	Nieren: Filtration, Elektrolytbalance. Nebennieren: Cortisol, Adrenalin. Psoas: Hüftbeugung, Lendenwirbelsäulenstabilität.
Emotionale Aspekte	Angst (Nieren), Stress/Überforderung (Nebennieren), Flucht/Kampf (Psoas)
Kaskade	Chronischer Stress → Nebennieren-Überaktivität → Psoas-Daueranspannung → LWS-Schmerzen → Nierenfaszien-Zug → Rückenschmerzen verstärkt
TCM-Zusammenhang	Niere speichert Jing (Lebensessenz), Angst schwächt Nierenenergie
Intervention	Psoas-Dehnung, Nierengegend wärmen, Erdungsübungen

Herz-Lunge-Zwerchfell-Achse

Verbindung	Herz-Lunge-Zwerchfell-Achse
Beteiligte Segmente	C4, Th1-Th4
Beschreibung	Herz und Lunge teilen sich den Brustraum und werden durch das Zwerchfell von unten begrenzt. Der N. phrenicus (C3-C5) steuert das Zwerchfell.
Physiologie	Herz: Blutkreislauf. Lunge: Gasaustausch. Zwerchfell: Hauptatemmuskel, 70% der Ruheatmung.
Emotionale Aspekte	Freude/Trauer (Herz), Trauer/Loslassen (Lunge), Angst/Enge (Zwerchfell)
Kaskade	Emotionale Enge → flache Atmung → Zwerchfellspannung → verminderte Herzdruckmassage → Kreislaufinstabilität → mehr Angst
TCM-Zusammenhang	Herz beherbergt Shen (Geist), Lunge regiert Qi, beide brauchen freien Fluss
Intervention	Tiefe Bauchatmung, Brustkorb öffnen, Herzraum-Meditation

Darm-Hirn-Achse (Vagus)

Verbindung	Darm-Hirn-Achse (Vagus)
Beteiligte Segmente	C0-C2, Th5-L2
Beschreibung	Der Vagusnerv verbindet Hirnstamm und Darm direkt. 90% der Signale gehen vom Darm zum Gehirn. Das enterische Nervensystem ('Bauchhirn') enthält mehr Neuronen als das Rückenmark.
Physiologie	Vagus: Parasympathische Steuerung. Darm: Verdauung, Immunsystem, Serotoninproduktion (95% im Darm).
Emotionale Aspekte	Bauchgefühl, Intuition, 'Schmetterlinge im Bauch', Ekel
Kaskade	Stress → Vaguston↓ → Verdauung verlangsamt → Mikrobiom verändert → Serotonin↓ → Stimmung↓ → mehr Stress
TCM-Zusammenhang	Milz transformiert, Dünndarm trennt Rein von Unrein
Intervention	Vagus-Stimulation (Kälte, Summen), Darmgesundheit fördern, HWS mobilisieren

Schilddrüse-HWS-Schulter-Achse

Verbindung	Schilddrüse-HWS-Schulter-Achse
Beteiligte Segmente	C5-C7, Th1
Beschreibung	Die Schilddrüse liegt vor der HWS und reagiert auf deren Durchblutung. Die Schultermuskulatur wird von denselben Segmenten versorgt.
Physiologie	Schilddrüse: Stoffwechselsteuerung (T3, T4). Schultern: Bewegungsfreiheit der Arme.
Emotionale Aspekte	Selbstausdruck (Schilddrüse), Lasten tragen (Schultern), Kommunikation (Hals)
Kaskade	Unterdrückter Ausdruck → Halsmuskelspannung → Schilddrüsendurchblutung↓ → Stoffwechsel instabil → Müdigkeit → noch weniger Ausdruck
TCM-Zusammenhang	Halschakra-Blockade beeinträchtigt Ausdruck und Stoffwechsel
Intervention	Nackenübungen, Kehlkopfmassage, authentisches Sprechen üben

Beckenboden-Zwerchfell-Stimmband-Achse

Verbindung	Beckenboden-Zwerchfell-Stimmband-Achse
Beteiligte Segmente	S2-S4 (Beckenboden), C3-C5 (Zwerchfell), Hirnnerv X (Stimmlippen)
Beschreibung	Diese drei Diaphragmen (Membranen) arbeiten synchron. Bei der Einatmung senkt sich das Zwerchfell, der Beckenboden entspannt sich. Beim Sprechen koordinieren alle drei.
Physiologie	Zwerchfell: Hauptatemmuskel. Beckenboden: Beckenorganstütze, Kontinenz. Stimmlippen: Phonation.
Emotionale Aspekte	Erdung (Beckenboden), Lebenskraft (Zwerchfell), Ausdruck (Stimme)
Kaskade	Beckenbodenspannung → kompensatorische Zwerchfellspannung → flache Atmung → Stimmkraft↓ → weniger Ausdruck
TCM-Zusammenhang	Ren Mai (Konzeptionsgefäß) verbindet alle drei Bereiche
Intervention	Koordinierte Atem-Beckenboden-Übungen, Tönen/Summen

Milz-Magen-Pankreas-Triade

Verbindung	Milz-Magen-Pankreas-Triade
Beteiligte Segmente	Th6-Th8
Beschreibung	Diese drei Organe arbeiten eng zusammen bei Verdauung und Blutzuckerregulation. Die Milz filtert Blut und ist Teil des Immunsystems.
Physiologie	Magen: mechanische/chemische Verdauung. Pankreas: Verdauungsenzyme + Insulin. Milz: Blutfilter, Immunzellen.
Emotionale Aspekte	Sorge, Grübeln (Magen/Milz), Süße des Lebens (Pankreas)
Kaskade	Ständiges Grübeln → Milz-Qi↓ → Verdauungsschwäche → Nährstoffmangel → Müdigkeit → noch mehr Grübeln
TCM-Zusammenhang	Milz ist Zentrum der Erde-Energie, transformiert Nahrung in Qi
Intervention	Wärmende Nahrung, Th6-Th8 mobilisieren, Grübelkreise durchbrechen

Atlas-Vagus-Herz-Achse

Verbindung	Atlas-Vagus-Herz-Achse
Beteiligte Segmente	C0-C2, Th2
Beschreibung	Der Vagusnerv entspringt im Hirnstamm und verläuft nah am Atlas. Er reguliert Herzfrequenz, Herzrhythmusvariabilität und parasympathischen Tonus.
Physiologie	Atlas: Kopfhaltung, Blutfluss zum Gehirn. Vagus: Herzfrequenz↓, Verdauung↑. Herz: Rhythmus, HRV.
Emotionale Aspekte	Sicherheit, Bindung, soziales Engagement (alle Vagus-vermittelt)
Kaskade	Atlas-Fehlstellung → Vagusreizung → HRV↓ → Stressanfälligkeit↑ → Herzrhythmusstörungen möglich
TCM-Zusammenhang	Du Mai (Lenkergefäß) beginnt am Steißbein, endet am Kopf, verbindet Yang
Intervention	Atlas-Mobilisation, Vagusnerv-Übungen (Summen, Kälte, langsames Ausatmen)

ISG-Psoas-Zwerchfell-Kette

Verbindung	ISG-Psoas-Zwerchfell-Kette
Beteiligte Segmente	S1, L1-L4, C4
Beschreibung	Der Psoas verbindet LWS mit Oberschenkel und hat faszialen Kontakt zum Zwerchfell. Das ISG überträgt Kräfte zwischen Wirbelsäule und Becken.
Physiologie	ISG: Kraftübertragung. Psoas: Hüftbeugung, Lendenstabilität. Zwerchfell: Atmung, Rumpfstabilität.
Emotionale Aspekte	Standfestigkeit (ISG), Flucht/Kampf (Psoas), Lebenskraft (Zwerchfell)
Kaskade	ISG-Blockade → Psoas-Kompensation → Zwerchfellzug → Atemeinschränkung → weniger Rumpfstabilität → ISG instabiler
TCM-Zusammenhang	Die drei Jiao (Brenner) als verbindendes System
Intervention	ISG-Mobilisation, Psoas-Release, Zwerchfellatmung

Kiefer-HWS-Becken-Verbindung

Verbindung	Kiefer-HWS-Becken-Verbindung
Beteiligte Segmente	C0-C3, S1-S5
Beschreibung	Kiefer und Becken stehen in faszialer und neurologischer Verbindung. Kieferspannung beeinflusst HWS, HWS beeinflusst Beckenstellung.
Physiologie	Kiefergelenk: Kauen, Sprechen. HWS: Kopfhaltung. Becken: Körperschwerpunkt.
Emotionale Aspekte	Unterdrückte Wut/Entscheidung (Kiefer), Kontrolle (HWS), Sicherheit (Becken)
Kaskade	Zähnepressen → Kieferspannung → HWS-Spannung → veränderte Körperhaltung → Beckenstellung verändert
TCM-Zusammenhang	Gallenblasenmeridian verbindet Kopf und Becken seitlich
Intervention	Kieferentspannung, HWS-Mobilisation, Beckenbodenwahrnehmung

ABSCHNITT 3: DIE EXTREMITÄTEN

OBERE EXTREMITÄTEN

Schultergelenk – Der Bewegungsdiamant

Bereich	Schultergelenk
Typ	Obere Extremität
Beteiligte Segmente	C5-C6
Metapher	Der Bewegungsdiamant
Anatomie	Rotatorenmanschette, Schulterkapsel, Schleimbeutel
Typische Beschwerden	Impingement, Frozen Shoulder, Rotatorenmanschetten-Läsion, Bursitis
Emotionale Themen	Handlungsfreiheit, Lasten tragen, Verantwortung, Offenheit
Psychosomatik	Angst vor Neuem, Zurückhalten von Initiativen, zu viel Verantwortung
Energetik	Herz-/Halschakra: Ausdruck durch Handeln
Verbindungsketten	Schulter-Nacken-Kiefer-Kette; Schulter-Herzraum-Verbindung
Selbstbefragung	Was halte ich zurück? Was will durch mich handeln?
Intervention	Schulterkreisen, Armausbreitung, Herzöffnung

Oberarm – Die tragende Säule der Tatkraft

Bereich	Oberarm
Typ	Obere Extremität
Beteiligte Segmente	C5-C6 (Bizeps), C7 (Trizeps)
Metapher	Die tragende Säule der Tatkraft
Anatomie	Bizeps, Trizeps, Oberarmknochen (Humerus)
Typische Beschwerden	Muskelverspannungen, Kraftverlust, Tennisarm (Ansatz), Schultersteife
Emotionale Themen	Tatkraft, Umsetzung, Verantwortung tragen
Psychosomatik	Schwierigkeiten beim Umgang mit Verantwortung, Überarbeitung
Energetik	Herzchakra/Solarplexus: Macht und Kontrolle
Verbindungsketten	Oberarm-Schulter-Nacken; Oberarm-Hand-Greifkraft
Selbstbefragung	Wie setze ich meine Kraft ein? Wofür kämpfe ich?
Intervention	Kraftübungen mit bewusstem Atmen, Armstretching

Ellenbogen – Das Scharnier der Nähe

Bereich	Ellenbogen
Typ	Obere Extremität
Beteiligte Segmente	C5-C7
Metapher	Das Scharnier der Nähe
Anatomie	Ellenbogengelenk, Sehnenansätze
Typische Beschwerden	Tennisarm (Epicondylitis lateralis), Golferellenbogen (medialis), Bursitis
Emotionale Themen	Nähe-Distanz-Regulation, Flexibilität, Anpassung
Psychosomatik	Schwierigkeiten Nähe zuzulassen oder Distanz zu wahren
Energetik	Verbindung Herz-Hand, Geben und Nehmen
Verbindungsketten	Ellenbogen-Handgelenk-Finger; Ellenbogen-Schulter-Nacken
Selbstbefragung	Wie reguliere ich Nähe und Distanz?
Intervention	Ellenbogenkreisen, bewusstes Beugen und Strecken

Unterarm – Die Brücke zur Handlung

Bereich	Unterarm
Typ	Obere Extremität
Beteiligte Segmente	C6-C8
Metapher	Die Brücke zur Handlung
Anatomie	Radius, Ulna, Unterarmmuskulatur
Typische Beschwerden	Sehnenscheidenentzündung, Karpaltunnel, Muskelschwäche
Emotionale Themen	Geschicklichkeit, Ausdruck, Feinjustierung
Psychosomatik	Handlungsunfähigkeit, Schwierigkeiten im Ausdruck
Energetik	Halschakra: Kommunikation und Handlungsfähigkeit
Verbindungsketten	Unterarm-Hand-Feinmotorik; Unterarm-Ellenbogen-Kraftübertragung
Selbstbefragung	Wie bringe ich meine Ideen in die Tat um?
Intervention	Handgelenksrotation, Unterarmdehnung

Handgelenk – Der Weichensteller

Bereich	Handgelenk
Typ	Obere Extremität
Beteiligte Segmente	C6-C8
Metapher	Der Weichensteller
Anatomie	Handwurzelknochen, Bänder, Sehnen
Typische Beschwerden	Karpaltunnelsyndrom, Ganglion, Sehnenscheidenentzündung
Emotionale Themen	Flexibilität in Entscheidungen, Anpassungsfähigkeit
Psychosomatik	Starre Vorgehensweisen, Richtungsunsicherheit
Energetik	Übergang Kraft-Feinmotorik
Verbindungsketten	Handgelenk-Finger-Greiffunktion; Handgelenk-Unterarm-Kraft
Selbstbefragung	Wie flexibel bin ich in meinen Handlungen?
Intervention	Handgelenkkreisen, sanftes Dehnen

Hand – Das Werkzeug der Seele

Bereich	Hand
Typ	Obere Extremität
Beteiligte Segmente	C6-Th1
Metapher	Das Werkzeug der Seele
Anatomie	27 Knochen, zahlreiche Gelenke, Muskeln
Typische Beschwerden	Arthritis, Steifheit, Karpaltunnel, Dupuytren
Emotionale Themen	Geben und Nehmen, Verbindung, Heilung, Berührung
Psychosomatik	Gefühl der Isolation, Schwierigkeiten Unterstützung zu geben/nehmen
Energetik	Handchakren: Energieausleitung, Heilung
Verbindungsketten	Hand-Herz-Ausdruck; Hand-Mund-Selbstversorgung
Selbstbefragung	Was halte ich fest? Was kann ich geben?
Intervention	Handmassage, bewusstes Öffnen und Schließen

Finger – Die Antennen der Feinwahrnehmung

Bereich	Finger
Typ	Obere Extremität
Beteiligte Segmente	C7-Th1
Metapher	Die Antennen der Feinwahrnehmung
Anatomie	Phalangen, kleine Gelenke, Sehnen
Typische Beschwerden	Arthrose, Trigger-Finger, Taubheit, Steifheit
Emotionale Themen	Daumen: Wille. Zeigefinger: Führung. Mittelfinger: Balance. Ringfinger: Bindung. Kleiner Finger: Intuition.
Psychosomatik	Jeder Finger repräsentiert spezifische Lebensaspekte
Energetik	Meridian-Endpunkte, Mudra-Punkte
Verbindungsketten	Finger-Hand-Greiffunktion; Finger-Hirn-Sensorik
Selbstbefragung	Welcher Finger ist betroffen? Welches Thema zeigt sich?
Intervention	Fingerübungen, Mudras, bewusstes Berühren

UNTERE EXTREMITÄTEN

Hüftgelenk – Das Tor des Lebenswegs

Bereich	Hüftgelenk
Typ	Untere Extremität
Beteiligte Segmente	L2-L4, S1
Metapher	Das Tor des Lebenswegs
Anatomie	Hüftpfanne, Femurkopf, Hüftbeuger, Gesäßmuskulatur
Typische Beschwerden	Coxarthrose, Hüftimpingement, Bursitis, Leistenschmerz
Emotionale Themen	Lebensbewegung, Vorwärtskommen, Flexibilität
Psychosomatik	Angst vor Veränderungen, Festhalten an alten Wegen
Energetik	Sakral-/Wurzelchakra: Kreativität und Sicherheit in Bewegung
Verbindungsketten	Hüfte-Psoas-Lende; Hüfte-Knie-Fuß-Gangkette
Selbstbefragung	Welchen Weg meide ich? Wo halte ich mich zurück?
Intervention	Hüftöffner, Psoas-Dehnung, Gehmeditation

Oberschenkel – Die Träger der Vorwärtskraft

Bereich	Oberschenkel
Typ	Untere Extremität
Beteiligte Segmente	L2-L4
Metapher	Die Träger der Vorwärtskraft
Anatomie	Femur, Quadrizeps, Hamstrings, Adduktoren
Typische Beschwerden	Muskelverspannungen, Zerrungen, Nervenschmerzen (Ischias)
Emotionale Themen	Antrieb, Stärke, Vorwärtsbewegung
Psychosomatik	Mangelnder innerer Antrieb, Überlastung, Resignation
Energetik	Wurzel-/Sakralchakra: Erdung und Vorwärtsbewegung
Verbindungsketten	Oberschenkel-Hüfte-Becken; Oberschenkel-Knie-Unterschenkel
Selbstbefragung	Was treibt mich an? Wohin will ich?
Intervention	Krafttraining Beine, bewusstes Gehen

Knie – Das Scharnier der Anpassung

Bereich	Knie
Typ	Untere Extremität
Beteiligte Segmente	L3-L4
Metapher	Das Scharnier der Anpassung
Anatomie	Kniegelenk, Menisken, Kreuzbänder, Kniescheibe
Typische Beschwerden	Gonarthrose, Meniskusschaden, Kreuzbandriss, Patellasyndrom
Emotionale Themen	Flexibilität, Demut, Anpassungsfähigkeit
Psychosomatik	Starrheit im Leben, Unfähigkeit sich zu beugen, Sturheit
Energetik	Übergang Wurzel-Sakralchakra: Erdung und Beweglichkeit
Verbindungsketten	Knie-Hüfte-Becken; Knie-Unterschenkel-Fuß
Selbstbefragung	Wo bin ich zu starr? Wo fehlt mir Flexibilität?
Intervention	Kniebeugungen, sanfte Drehungen, Demut üben

Unterschenkel – Die Stützen des Gleichgewichts

Bereich	Unterschenkel
Typ	Untere Extremität
Beteiligte Segmente	L4-S1
Metapher	Die Stützen des Gleichgewichts
Anatomie	Tibia, Fibula, Wadenmuskulatur
Typische Beschwerden	Wadenkrämpfe, Schienbeinschmerzen, Durchblutungsstörungen
Emotionale Themen	Stabilität, Standfestigkeit, Fortbewegung
Psychosomatik	Unsicherheit im Lebensweg, Angst vor Veränderung
Energetik	Wurzelchakra: Erdung und Stabilität
Verbindungsketten	Unterschenkel-Knie-Oberschenkel; Unterschenkel-Sprunggelenk-Fuß
Selbstbefragung	Wie fest stehe ich? Was erschüttert meine Basis?
Intervention	Wadendehnungen, Fußwippen, Erdungsübungen

Sprunggelenk – Der Richtungsweiser

Bereich	Sprunggelenk
Typ	Untere Extremität
Beteiligte Segmente	L5-S1
Metapher	Der Richtungsweiser
Anatomie	Oberes/unteres Sprunggelenk, Bänder
Typische Beschwerden	Umknicken, Bänderriss, Arthrose, Instabilität
Emotionale Themen	Flexibilität, Reaktionsfähigkeit, Richtungswechsel
Psychosomatik	Plötzliche Richtungsänderungen im Leben, Instabilität
Energetik	Wurzelchakra: Erdkontakt und Anpassung
Verbindungsketten	Sprunggelenk-Fuß-Bodenkontakt; Sprunggelenk-Knie-Hüfte
Selbstbefragung	Wie flexibel reagiere ich auf Veränderungen?
Intervention	Gleichgewichtsübungen, Sprunggelenkmobilisation

Fuß – Die Wurzeln im Jetzt

Bereich	Fuß
Typ	Untere Extremität
Beteiligte Segmente	L5-S2
Metapher	Die Wurzeln im Jetzt
Anatomie	26 Knochen, 33 Gelenke, Fußgewölbe, Plantarfaszie
Typische Beschwerden	Plattfuß, Fersensporn, Hallux valgus, Plantarfasziitis
Emotionale Themen	Erdverbindung, Fundament, Kontakt zur Realität
Psychosomatik	Instabilität, Angst, Überforderung, fehlende Erdung
Energetik	Wurzelchakra: direkte Erdverbindung, Energieaufnahme
Verbindungsketten	Fuß-gesamte Körperstatik (Reflexzonen); Fuß-Erde-Energieaustausch
Selbstbefragung	Wie geerdet bin ich? Stehe ich fest im Leben?
Intervention	Barfußgehen, Fußmassage, Fußreflexzonen

Zehen – Die feinen Erdantennen

Bereich	Zehen
Typ	Untere Extremität
Beteiligte Segmente	S1-S2
Metapher	Die feinen Erdantennen
Anatomie	Zehenknochen, kleine Gelenke
Typische Beschwerden	Hallux valgus, Hammerzehen, Arthrose
Emotionale Themen	Großzehe: Vorwärtsenergie. Kleine Zehen: Balance, Details
Psychosomatik	Detailfragen der Lebensrichtung, kleine Schritte
Energetik	Meridian-Anfangspunkte (Leber, Milz, Magen, Galle, Blase)
Verbindungsketten	Zehen-Fuß-Balance; Zehen-Meridiane-Organsystem
Selbstbefragung	Welche kleinen Schritte vermeide ich?
Intervention	Zehenübungen, Greifübungen, Barfußbalance

ABSCHNITT 4: SCHNELLREFERENZ

Segment-Übersicht: Kernthemen auf einen Blick

Segment	Leitmotto	Kernemotion
C0 (Occiput)	Wo Bewusstsein und Körper sich begegnen	Überblick
C1 (Atlas)	Wo stehe ich? Wofür richte ich mich aus?	Selbstwahrnehmung
C2 (Axis)	Wohin schaue ich? Was will ich sehen?	Balance
C3	Was will ausgedrückt werden?	Kommunikation
C4	Wie frei kann ich atmen?	Emotionale Sicherheit
C5	Was will durch mich in die Welt?	Kreativer Ausdruck
C6	Was greife ich? Was lasse ich los?	Verantwortung
C7	Wie zeige ich mich der Welt?	Verbindung zur Welt
Th1	Wie offen ist mein Herzraum?	Emotionale Freiheit
Th2	Wo Mut und Atem sich begegnen	Emotionale Stabilität
Th3	Wie klingt mein Herz in der Welt?	Lebensfreude
Th4	Wie tief darf das Leben in mich hinein?	Empathie
Th5	Was verdaue ich? Was transformiere ich?	Wut
Th6	Welche Entscheidungen wollen getroffen werden?	Emotionen verdauen
Th7	Wie behaupte ich meinen Wert?	Selbstwertgefühl
Th8	Wie nähre ich mich selbst?	Immunsystem
Th9	Wie resilient bin ich?	Stressreaktion
Th10	Wie stabil bin ich im Inneren?	Angstbewältigung
Th11	Bin ich bereit, in Bewegung zu gehen?	Innere Sicherheit
Th12	Wo endet der Schutz, wo beginnt die Bewegung?	Emotionale Verarbeitung
L1	Wo stehe ich im Leben?	Loslassen
L2	Wie präsent bin ich in der Welt?	Vertrauen in eigene Instinkte
L3	Wie tief reichen meine Wurzeln?	Kreativität
L4	Wie verteile ich meine Lasten?	Stabilität
L5	Stehe ich auf festem Grund?	Selbstvertrauen
Sakrum (S1-S5)	Wo ist mein Urgrund?	Grundlegende Sicherheit
Coccyx (Steißbein)	Wo berühre ich die Erde?	Urvertrauen

SpinalMind® Segment-Matrix

Die Wirbelsäule als Landkarte der Seele

VOLLSTÄNDIGES SPINALMIND®-GLOSSAR

A

Afferenzen

Nervenbahnen, die Informationen aus Muskeln, Organen, Haut, Faszien und Gelenken zum Rückenmark und Gehirn leiten. Basis für Wahrnehmung, Interozeption, Schmerzverarbeitung und Regulation.

Aktivierung (Sympathikus)

Physiologischer Zustand erhöhter Reaktionsbereitschaft: beschleunigter Puls, erhöhte Muskelspannung, gesteigerte Durchblutung. Besonders relevant im Kontext der Brust- und oberen Halssegmente.

Atlas (C1)

Erster Halswirbel; trägt den Kopf. Hat enorme propriozeptive Bedeutung und starke Verbindungen zu Gleichgewicht und Orientierung.

Axis (C2)

Zweiter Halswirbel; ermöglicht Rotationsbewegung des Kopfes. Zentrale Struktur am Übergang zwischen Orientierung, Blickführung und vegetativer Regulation.

B

Bandscheibe

Struktur zwischen Wirbeln aus Annulus fibrosus und Nucleus pulposus. Dient der Dämpfung, Lastverteilung und Beweglichkeit.

Beckenboden

Muskel-Faszien-System am unteren Ende des Beckens, verantwortlich für Kontinenz, Beckenstabilität und emotionale Grundspannung („Urvertrauen“ im psychosomatischen Sinn).

Bewegungsintelligenz

Fähigkeit des Körpers, aus Mikroimpulsen, Lageänderungen und segmentalen Informationen koordinierte Bewegungen zu erzeugen. Grundlage des SpinalMind-Scans.

Biografisches Körpergedächtnis

Konzept, dass Erfahrungen (Stress, Trauma, emotionale Muster) sich in Haltung, Spannung, Atem und segmentalen Mustern einschreiben und dort abrufbar bleiben.

Biotensegrität

Ganzkörper-Spannungsmodell: Muskeln, Faszien, Knochen bilden ein dynamisches Gleichgewicht aus Zug- und Druckkräften. Sinnbild für segmentübergreifende Muster.

Blockade (funktionell)

Nicht-strukturelle Einschränkung eines Segments (Bewegung, Atmung, Resonanz). Zeigt sich als Spannung, Druck, Wärme, Enge oder subjektiver Widerstand.

BWS (Brustwirbelsäule)

Wirbelsäulenabschnitt Th1–Th12. Stark verknüpft mit Emotionen wie Trauer, Selbstwert, Verdauung, Übergängen und Mitgefühl.

C

Cervikaler Sympathikus

Vegetative Nervenstrukturen im Halsbereich, beeinflussen Pupillen, Herz, Atmung, Blutdruck, Stressantwort.

Coccyx (Steißbein)

Unterster Abschnitt der Wirbelsäule, Symbol für Ursprung, Verwurzelung, Schutz und tiefe Verletzlichkeit.

Core-Stabilität

Zentrale Rumpfstabilität durch Tiefenmuskeln (Transversus, Multifidi, Beckenboden). Bedeutend für Selbstwert, Sicherheit und emotionale Regulation.

Craniosakrale Verbindung

Funktionelles Zusammenspiel von Schädel, Rückenmark, Faszien und Sakrum; Grundlage subtiler Pulsationen, die in SpinalMind als Resonanzphänomen genutzt werden.

D

Dermatom

Hautbereich, der von einem spezifischen Spinalnerv versorgt wird. Hilfreich zur Zuordnung sensorischer Wahrnehmungen.

Dornfortsatz

Posteriorer Knochenfortsatz eines Wirbels; anatomische Orientierung für den SpinalMind-Scan.

Druckpunkt / Haltepunkt

Segment-spezifische Berührungsstelle, die vegetative Reaktionen moduliert (Wärme, Weite, Zittern, Atmung).

E

Embodiment

Wissenschaftliche Erkenntnis, dass Körperhaltung, Atmung und Spannung emotionale Zustände beeinflussen, und umgekehrt.

Energiefluss (metaphorisch)

Subjektive Wahrnehmung von Wärme, Pulsieren, Ziehen oder Ausdehnung im Segment. Kein esoterischer Begriff; korreliert mit Durchblutung, vegetativer Reaktion und somatischer Aufmerksamkeit.

Enge (thorakal)

Subjektive Brustspannung, häufiges Resonanzsignal im Bereich Th1–Th4 bei emotionalen Themen wie Selbstwert, Trauer oder Überforderung.

Erregungsniveau (ANS)

Grad der Aktivierung des autonomen Nervensystems; beeinflusst Atmung, Muskeltonus, Verdauung, Wahrnehmung.

F

Faszien

Bindegewebsnetz, das den Körper als ein einziges System verbindet. Grundlage für segmentübergreifende Muster und psychosomatische Spannungen.

Filum terminale

Bindegewebiger Endfaden am unteren Ende des Rückenmarks; Beteiligung an Spannung entlang der Längsachse.

Funktionelle Störung

Beschwerde ohne strukturelle Ursache. Häufig durch Spannung, vegetative Überaktivität oder fehlregulierte Bewegungsprogramme.

G

Ganglion (sympathisch)

Nervenknoten des autonomen Systems. Th1–Th4 steuern Herz/Lunge, Th5–Th9 Verdauung, Th10–L1 Niere/Elektrolyte.

Gebende und Empfangende (Archetypen, Arme und Hände, C5–Th1)

Symbol für die beiden Grundrichtungen der Arme: geben, von mir weg, und empfangen, zu mir hin.

Gelenkspiel

Feine, unbewusste Mikrobewegungen eines Gelenkes; diagnostisch bedeutend im SpinalMind-Scan.

Grundspannung (Tonus)

Muskel- und Bindegewebsbasisaktivität. Kann emotional geprägt sein (z. B. „Hochtonus“ bei Angst).

H

Hochtonus

Erhöhte Grundspannung; kommt oft vor bei Stress, Alarmbereitschaft, Selbstschutz.

Hypothese (SpinalMind®)

Verbindung eines segmentalen Signals mit neuroanatomischen, vegetativen und psychosomatischen Mustern.

I

Interozeption

Wahrnehmung innerer Körperzustände: Puls, Wärme, Druck, Atembewegung. Grundlage für Wahrnehmung und Regulation.

Integration (Prozessschritt)

Der Moment, in dem körperliche, emotionale und mentale Erfahrungen verknüpft werden.

K

Kommunikator (Archetyp, C4–C7)

Symbol für Ausdruck, Stimme, Grenzen, Mitteilung.

Krieger (Archetyp, Th10–L1)

Symbol für Existenzsicherung, Durchhaltevermögen und gesunde Kampfbereitschaft.

L

Landkarte (innere)

Modell, das Körperseite, Segmenthöhe und Tiefenebene als Spiegel psychischer Muster interpretiert.

Liebender (Archetyp, Th1–Th4)

Symbol für Beziehung, Liebe, Selbstwert und das Gleichgewicht von Geben und Empfangen.

Lichtsäule

Zentrale Metapher der Methode: Die Wirbelsäule als vertikaler Informations- und Bewusstseinskorridor.

Loslassen (emotionale Funktion)

Psychosomatische Funktion des Dickdarms, häufig in L1–L3 abgebildet.

M

Marker (somatisch)

Körperliches Signal wie Wärme, Druck, Ziehen, Ausweitung oder Zittern, das auf ein relevantes Segment hinweist.

Matrix (Segment-Matrix)

Tabellarischer Überblick über neuroanatomische, vegetative, psychosomatische und archetypische Zuordnungen der Wirbelsäule.

N

Neuroplastizität

Fähigkeit des Nervensystems, sich durch Erfahrung zu verändern. Wichtig für die Wirksamkeit aller Interventionen in diesem Buch.

Niedertonus

Reduzierte Grundspannung, oft verbunden mit Erschöpfung, Resignation oder Überforderung.

P

Parasympathikus

Teil des autonomen Nervensystems, zuständig für Regeneration, Verdauung, Erholung und Emotionsverarbeitung.

Psoas (M. iliopsoas)

Tief liegender Muskel, der Stress, Fluchtreaktion und existenzielle Anspannung widerspiegelt.

R

Resonanz (somatische)

Synchronisation zwischen Berührung, Aufmerksamkeit und vegetativem Zustand. Zeigt sich als spontanes Signal im Segment.

Rooting / Erdung

Fähigkeit, durch Becken und Beine Stabilität und emotionale Zentrierung herzustellen. Besonders in Sakrum, Steißbein und LWS relevant.

S

Sakrum (Kreuzbein)

Stabile Basis der Wirbelsäule; psychosomatisch verbunden mit Sicherheit, Urvertrauen, Sexualität und Verwurzelung.

Scan (SpinalMind-Scan)

Zentrale diagnostische Methode: systematisches inneres Abfahren aller 31 Segmente in zwei Durchläufen, ergänzt durch die Impuls-Technik und das Feedback des Klienten.

Schöpfer (Archetyp, L2–L5)

Symbol für Kreativität, Sexualität, Schaffenskraft und Vorwärtsbewegung im Leben.

Segment

Einheit aus Wirbel, Bandscheibe, nervaler Versorgung, Muskeln, Faszien und zugeordneten Organen.

Seher (Archetyp, C0–C3)

Symbol für Orientierung, Klarheit, Perspektive und mentale Ausrichtung.

Selbstwert (somatische Zone)

Häufig sichtbar im Bereich Th5–Th9 (Solarplexus).

T

Transformator (Archetyp, Th5–Th9)

Symbolische Rolle, die die Verdauung, Transformation und Verarbeitung von Erfahrungen verkörpert. Verknüpft physiologische Verdauung mit psychischer Integration.

Trauerfeld (Brustbereich)

Psychosomatische Zone im Bereich Th1–Th4 für emotionale Verarbeitung, Loslassen, Mitgefühl.

Tonusregulation

Aktive Veränderung der Muskel- und Faszienspannung durch Atmung, Bewusstsein und Interventionen.

U

Urvertrauen

Psychosomatische Grundfunktion, häufig abgebildet im Sakrum und unteren Rücken.

Übergang (thorakolumbal)

Symbolische Zone zwischen Stabilität und Flexibilität, häufig bei Lebensveränderungen aktiv.

V

Vagusnerv

Hauptnerv des Parasympathikus; reguliert Herz, Atmung, Verdauung, Stimme, Emotionsverarbeitung. Relevanz besonders hoch in C0–C2.

Verwurzelung

Gefühl von Sicherheit und Zugehörigkeit, segmental verortet im Sakrum und Steißbein.

Verwurzelter (Archetyp, Sakrum und Steißbein)

Symbol für Zugehörigkeit, Identität, Sicherheit.

W

Wanderer (Archetyp, Beine und Füße, L2–S3)

Symbol für Lebensweg, Fortschritt, Bewegung und Integration.

Wärmefeld (somatisch)

Vegetative Aktivierung, häufig Hinweis auf segmentale Relevanz.

Z

Zwerchfell (Diaphragma)

Zentraler Atemmuskel, biomechanische Verbindung zwischen Brustraum, Bauchraum und Emotionen.

Zugspannung (faszial)

Wahrnehmbare Fasziendehnung in einer Linie; kann physiologisch oder emotional induziert sein.

Über den Autor

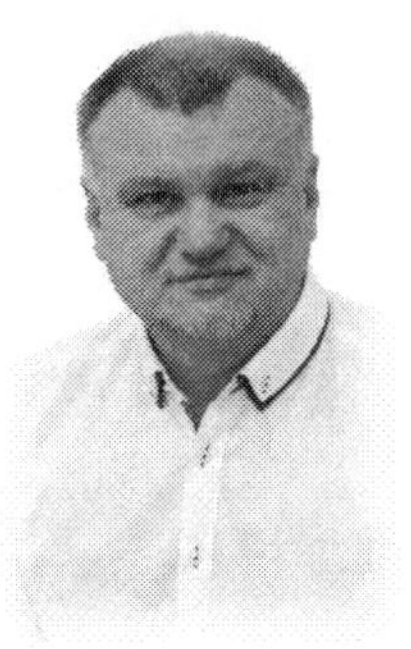

Valeri Schick ist Experte für ganzheitliche Heilkunde, Persönlichkeitsentwicklung und integrative Gesundheitspädagogik. Als Heilpraktiker, Osteopath, Hypnosecoach und Life & Medical Coach bringt er 30 Jahre Erfahrung im Rettungsdienst und in der ganzheitlichen Praxis mit. In seiner Arbeit verbindet er klassische Methoden mit modernen Ansätzen aus Biomechanik, Psychosomatik, Hypnose und Coaching.

Seine Leidenschaft ist es, Menschen dabei zu unterstützen, ihr Potenzial zu entfalten, körperliche wie mentale Blockaden zu lösen und neue Blickwinkel auf ihr Leben zu entwickeln.

Sein Weg in die ganzheitliche Heilkunde begann ungewöhnlich: Ursprünglich in der Konstruktionstechnik tätig, führte ihn der Umweg über den Rettungsdienst und die Notfallmedizin zu seiner heutigen Berufung. Die intensiven Erfahrungen im medizinischen Alltag brachten ihn immer wieder zum Nachdenken, besonders über die Grenzen der Schulmedizin und ihren Fokus auf Symptome statt auf Ursachen.

Valeri erkannte früh, dass Heilung mehr bedeutet als reine Körpertherapie. Sie braucht auch den Blick auf Emotionen, Erfahrungen und die persönliche Lebensgeschichte. In zahlreichen Aus- und Weiterbildungen vertiefte er sein Wissen in Bereichen wie Biomechanik, Hypnose, Psychosomatik, TCM, NLP und vielen weiteren Verfahren.

Heute begleitet er Menschen auf ihrem Weg zu innerer und äußerer Heilung, mit einem klaren, ganzheitlichen Ansatz.

www.freelifeholistic.com
www.praxis-schick.net

Quellenverzeichnis

Literatur, Forschung und Referenzen

Dieses Quellenverzeichnis umfasst die wissenschaftlichen, therapeutischen und philosophischen Grundlagen, auf denen SpinalMind aufbaut. Die Quellen sind thematisch geordnet, um das Auffinden relevanter Literatur zu erleichtern.

Hypnosomatic und Grundlagenwerk

Schick, V. (2024). *Hypnosomatic – Ganzheitliche Transformation: Neuro-Somatisches System als Brücke zwischen Körper, Nervensystem und Psyche.* ISBN: 978-3-00-084151-4. [Grundlagenwerk für die Hypnosomatic-Methode]

Neurobiologie und Neurowissenschaften

Polyvagal-Theorie und Autonomes Nervensystem

Porges, S. W. (2011). *The Polyvagal Theory: Neurophysiological Foundations of Emotions, Attachment, Communication, and Self-Regulation.* W. W. Norton & Company.

Porges, S. W. (2017). *The Pocket Guide to the Polyvagal Theory: The Transformative Power of Feeling Safe.* W. W. Norton & Company.

Dana, D. (2018). *The Polyvagal Theory in Therapy: Engaging the Rhythm of Regulation.* W. W. Norton & Company.

Dana, D. (2020). *Polyvagal Exercises for Safety and Connection: 50 Client-Centered Practices.* W. W. Norton & Company.

Neuroplastizität und Gehirnforschung

Doidge, N. (2007). *The Brain That Changes Itself: Stories of Personal Triumph from the Frontiers of Brain Science.* Penguin Books.

Doidge, N. (2015). *The Brain's Way of Healing: Remarkable Discoveries and Recoveries from the Frontiers of Neuroplasticity.* Viking.

Dispenza, J. (2012). *Breaking the Habit of Being Yourself: How to Lose Your Mind and Create a New One.* Hay House.

Siegel, D. J. (2012). *The Developing Mind: How Relationships and the Brain Interact to Shape Who We Are.* 2nd Edition. Guilford Press.

Siegel, D. J. (2010). *Mindsight: The New Science of Personal Transformation.* Bantam Books.

Enterisches Nervensystem (Bauchgehirn)

Gershon, M. D. (1998). *The Second Brain: A Groundbreaking New Understanding of Nervous Disorders of the Stomach and Intestine.* Harper Perennial.

Mayer, E. A. (2016). *The Mind-Gut Connection: How the Hidden Conversation Within Our Bodies Impacts Our Mood, Our Choices, and Our Overall Health.* Harper Wave.

Herzgehirn und Herzkohärenz

Armour, J. A. (2007). The little brain on the heart. *Cleveland Clinic Journal of Medicine, 74*(Suppl 1), S48-S51.

McCraty, R. (2015). *Science of the Heart, Volume 2: Exploring the Role of the Heart in Human Performance.* HeartMath Institute.

Childre, D., & Martin, H. (1999). *The HeartMath Solution: The Institute of HeartMath's Revolutionary Program for Engaging the Power of the Heart's Intelligence.* HarperOne.

Traumatherapie und Traumaforschung

Somatic Experiencing®

Levine, P. A. (1997). *Waking the Tiger: Healing Trauma.* North Atlantic Books.

Levine, P. A. (2010). *In an Unspoken Voice: How the Body Releases Trauma and Restores Goodness.* North Atlantic Books.

Levine, P. A. (2015). *Trauma and Memory: Brain and Body in a Search for the Living Past.* North Atlantic Books.

Levine, P. A., & Kline, M. (2007). *Trauma Through a Child's Eyes: Awakening the Ordinary Miracle of Healing.* North Atlantic Books.

Körperorientierte Traumatherapie

van der Kolk, B. (2014). *The Body Keeps the Score: Brain, Mind, and Body in the Healing of Trauma.* Viking. [Dt.: Verkörperter Schrecken]

Ogden, P., Minton, K., & Pain, C. (2006). *Trauma and the Body: A Sensorimotor Approach to Psychotherapy.* W. W. Norton & Company.

Ogden, P., & Fisher, J. (2015). *Sensorimotor Psychotherapy: Interventions for Trauma and Attachment.* W. W. Norton & Company.

Rothschild, B. (2000). *The Body Remembers: The Psychophysiology of Trauma and Trauma Treatment.* W. W. Norton & Company.

Rothschild, B. (2017). *The Body Remembers Volume 2: Revolutionizing Trauma Treatment.* W. W. Norton & Company.

EMDR und Bilaterale Stimulation

Shapiro, F. (2001). *Eye Movement Desensitization and Reprocessing: Basic Principles, Protocols, and Procedures.* 2nd Edition. Guilford Press.

Shapiro, F. (2012). *Getting Past Your Past: Take Control of Your Life with Self-Help Techniques from EMDR Therapy.* Rodale Books.

Entwicklungstrauma und Bindung

Heller, L., & LaPierre, A. (2012). *Healing Developmental Trauma: How Early Trauma Affects Self-Regulation, Self-Image, and the Capacity for Relationship.* North Atlantic Books.

Mate, G. (2003). *When the Body Says No: The Cost of Hidden Stress.* Vintage Canada.

Mate, G. (2022). *The Myth of Normal: Trauma, Illness, and Healing in a Toxic Culture.* Avery.

Generationales Trauma

Wolynn, M. (2016). *It Didn't Start with You: How Inherited Family Trauma Shapes Who We Are and How to End the Cycle.* Viking.

Yehuda, R., & Lehrner, A. (2018). Intergenerational transmission of trauma effects: putative role of epigenetic mechanisms. *World Psychiatry, 17*(3), 243-257.

Hypnotherapie und Trancearbeit

Ericksonsche Hypnotherapie

Erickson, M. H., & Rossi, E. L. (1979). *Hypnotherapy: An Exploratory Casebook.* Irvington Publishers.

Erickson, M. H., Rossi, E. L., & Rossi, S. I. (1976). *Hypnotic Realities: The Induction of Clinical Hypnosis and Forms of Indirect Suggestion.* Irvington Publishers.

Gilligan, S. G. (1987). *Therapeutic Trances: The Cooperation Principle in Ericksonian Hypnotherapy.* Brunner/Mazel.

Yapko, M. D. (2012). *Trancework: An Introduction to the Practice of Clinical Hypnosis.* 4th Edition. Routledge.

Hypnotische Sprachmuster

Bandler, R., & Grinder, J. (1975). *Patterns of the Hypnotic Techniques of Milton H. Erickson, M.D., Vol. 1.* Meta Publications.

Grinder, J., DeLozier, J., & Bandler, R. (1977). *Patterns of the Hypnotic Techniques of Milton H. Erickson, M.D., Vol. 2.* Meta Publications.

O'Hanlon, W. H. (1987). *Taproots: Underlying Principles of Milton Erickson's Therapy and Hypnosis.* W. W. Norton & Company.

Neurolinguistisches Programmieren (NLP)

Bandler, R., & Grinder, J. (1979). *Frogs into Princes: Neuro Linguistic Programming.* Real People Press.

Dilts, R. (1990). *Changing Belief Systems with NLP.* Meta Publications.

Dilts, R., & DeLozier, J. (2000). *Encyclopedia of Systemic Neuro-Linguistic Programming and NLP New Coding.* NLP University Press.

Andreas, C., & Andreas, S. (1987). *Change Your Mind – and Keep the Change: Advanced NLP Submodalities Interventions.* Real People Press.

Craniosacrale Therapie und Osteopathie

Upledger, J. E. (1997). *Your Inner Physician and You: CranioSacral Therapy and SomatoEmotional Release.* North Atlantic Books.

Upledger, J. E., & Vredevoogd, J. D. (1983). *Craniosacral Therapy.* Eastland Press.

Kern, M. (2005). *Wisdom in the Body: The Craniosacral Approach to Essential Health.* North Atlantic Books.

Sills, F. (2001). *Craniosacral Biodynamics, Volume One: The Breath of Life, Biodynamics, and Fundamental Skills.* North Atlantic Books.

Sills, F. (2004). *Craniosacral Biodynamics, Volume Two: The Primal Midline and the Organization of the Body.* North Atlantic Books.

Sutherland, W. G. (1990). *Teachings in the Science of Osteopathy.* Sutherland Cranial Teaching Foundation.

Barral, J.-P., & Mercier, P. (1988). *Visceral Manipulation.* Eastland Press.

Faszienforschung und Bindegewebe

Myers, T. W. (2014). *Anatomy Trains: Myofascial Meridians for Manual and Movement Therapists.* 3rd Edition. Churchill Livingstone.

Schleip, R., Findley, T. W., Chaitow, L., & Huijing, P. A. (Eds.). (2012). *Fascia: The Tensional Network of the Human Body.* Churchill Livingstone.

Schleip, R. (2017). *Faszien-Fitness: Vital, elastisch, dynamisch in Alltag und Sport.* Riva Verlag.

Rolf, I. P. (1977). *Rolfing: Reestablishing the Natural Alignment and Structural Integration of the Human Body for Vitality and Well-Being.* Healing Arts Press.

Körperpsychotherapie und Somatische Psychologie

Bioenergetik und Charakterstrukturen

Reich, W. (1945). *Character Analysis.* 3rd Edition. Farrar, Straus and Giroux.

Lowen, A. (1975). *Bioenergetics: The Revolutionary Therapy That Uses the Language of the Body to Heal the Problems of the Mind.* Penguin Books.

Lowen, A. (1958). *The Language of the Body.* Macmillan. [Grundlagenwerk zur Körpersprache und Charakterstrukturen]

Keleman, S. (1985). *Emotional Anatomy: The Structure of Experience.* Center Press.

Boadella, D. (1987). *Lifestreams: An Introduction to Biosynthesis.* Routledge.

Hakomi und Achtsamkeitsbasierte Körperarbeit

Kurtz, R. (1990). *Body-Centered Psychotherapy: The Hakomi Method.* LifeRhythm.

Weiss, H., Johanson, G., & Monda, L. (2015). *Hakomi Mindfulness-Centered Somatic Psychotherapy: A Comprehensive Guide to Theory and Practice.* W. W. Norton & Company.

Anatomie und Physiologie der Wirbelsäule

Netter, F. H. (2014). *Atlas of Human Anatomy.* 6th Edition. Elsevier.

Kapandji, I. A. (2008). *The Physiology of the Joints, Volume 3: The Spinal Column, Pelvic Girdle and Head.* 6th Edition. Churchill Livingstone.

Bogduk, N. (2012). *Clinical and Radiological Anatomy of the Lumbar Spine.* 5th Edition. Churchill Livingstone.

Cramer, G. D., & Darby, S. A. (2014). *Clinical Anatomy of the Spine, Spinal Cord, and ANS.* 3rd Edition. Elsevier.

Psychosomatik und Mind-Body-Medizin

Sarno, J. E. (1991). *Healing Back Pain: The Mind-Body Connection.* Warner Books.

Sarno, J. E. (1998). *The Mindbody Prescription: Healing the Body, Healing the Pain.* Warner Books.

Pert, C. B. (1997). *Molecules of Emotion: The Science Behind Mind-Body Medicine.* Scribner.

Lipton, B. H. (2005). *The Biology of Belief: Unleashing the Power of Consciousness, Matter & Miracles.* Hay House.

Bauer, J. (2004). *Das Gedächtnis des Körpers: Wie Beziehungen und Lebensstile unsere Gene steuern.* Piper Verlag.

Damasio, A. R. (1994). *Descartes' Error: Emotion, Reason, and the Human Brain.* Putnam.

Damasio, A. R. (1999). *The Feeling of What Happens: Body and Emotion in the Making of Consciousness.* Harcourt Brace.

Achtsamkeit und Meditation

Kabat-Zinn, J. (1990). *Full Catastrophe Living: Using the Wisdom of Your Body and Mind to Face Stress, Pain, and Illness.* Delacorte Press.

Kabat-Zinn, J. (2005). *Coming to Our Senses: Healing Ourselves and the World Through Mindfulness.* Hyperion.

Gendlin, E. T. (1978). *Focusing.* Bantam Books.

Cornell, A. W. (1996). *The Power of Focusing: A Practical Guide to Emotional Self-Healing.* New Harbinger Publications.

Entwicklungspsychologie und Bindungstheorie

Bowlby, J. (1969). *Attachment and Loss, Vol. 1: Attachment.* Basic Books.

Bowlby, J. (1988). *A Secure Base: Parent-Child Attachment and Healthy Human Development.* Basic Books.

Schore, A. N. (2003). *Affect Regulation and the Repair of the Self.* W. W. Norton & Company.

Schore, A. N. (2012). *The Science of the Art of Psychotherapy.* W. W. Norton & Company.

Erikson, E. H. (1950). *Childhood and Society.* W. W. Norton & Company.

Piaget, J. (1952). *The Origins of Intelligence in Children.* International Universities Press.

Symbolik und Archetypische Psychologie

Jung, C. G. (1968). *Man and His Symbols.* Dell Publishing.

Jung, C. G. (1969). *The Archetypes and the Collective Unconscious.* Princeton University Press.

Campbell, J. (1949). *The Hero with a Thousand Faces.* Pantheon Books.

Moore, R., & Gillette, D. (1990). *King, Warrior, Magician, Lover: Rediscovering the Archetypes of the Mature Masculine.* HarperOne.

Chakren und Energetische Anatomie

Judith, A. (1996). *Eastern Body, Western Mind: Psychology and the Chakra System as a Path to the Self.* Celestial Arts.

Judith, A. (1987). *Wheels of Life: A User's Guide to the Chakra System.* Llewellyn Publications.

Brennan, B. A. (1987). *Hands of Light: A Guide to Healing Through the Human Energy Field.* Bantam Books.

Motoyama, H. (1981). *Theories of the Chakras: Bridge to Higher Consciousness.* Quest Books.

Atemarbeit und Atemtherapie

Grof, S., & Grof, C. (2010). *Holotropic Breathwork: A New Approach to Self-Exploration and Therapy.* State University of New York Press.

Nestor, J. (2020). *Breath: The New Science of a Lost Art.* Riverhead Books.

Brown, R. P., & Gerbarg, P. L. (2012). *The Healing Power of the Breath: Simple Techniques to Reduce Stress and Anxiety, Enhance Concentration, and Balance Your Emotions.* Shambhala.

Middendorf, I. (1990). *The Perceptible Breath: A Breathing Science.* Junfermann Verlag.

Systemische Therapie und Familienaufstellung

Hellinger, B. (1998). *Love's Hidden Symmetry: What Makes Love Work in Relationships.* Zeig Tucker & Theisen.

Boszormenyi-Nagy, I., & Spark, G. M. (1973). *Invisible Loyalties: Reciprocity in Intergenerational Family Therapy.* Harper & Row.

Satir, V. (1972). *Peoplemaking.* Science and Behavior Books.

Wissenschaftliche Zeitschriften und Artikel

Schleip, R. (2003). Fascial plasticity – a new neurobiological explanation. *Journal of Bodywork and Movement Therapies, 7*(1), 11-19.

Langevin, H. M. (2006). Connective tissue: A body-wide signaling network? *Medical Hypotheses, 66*(6), 1074-1077.

Critchley, H. D., & Harrison, N. A. (2013). Visceral influences on brain and behavior. *Neuron, 77*(4), 624-638.

Price, C. J., & Hooven, C. (2018). Interoceptive awareness skills for emotion regulation: Theory and approach of Mindful Awareness in Body-Oriented Therapy (MABT). *Frontiers in Psychology, 9*, 798.

Payne, P., Levine, P. A., & Crane-Godreau, M. A. (2015). Somatic experiencing: Using interoception and proprioception as core elements of trauma therapy. *Frontiers in Psychology, 6*, 93.

Mehling, W. E., et al. (2012). The Multidimensional Assessment of Interoceptive Awareness (MAIA). *PLoS ONE, 7*(11), e48230.

Weiterführende Literatur

Hanna, T. (1988). *Somatics: Reawakening the Mind's Control of Movement, Flexibility, and Health.* Da Capo Press.

Feldenkrais, M. (1972). *Awareness Through Movement: Health Exercises for Personal Growth.* Harper & Row.

Alexander, F. M. (1932). *The Use of the Self.* E. P. Dutton.

Rosenberg, J. L., Rand, M. L., & Asay, D. (1985). *Body, Self, and Soul: Sustaining Integration.* Humanics Limited.

Johnson, D. H. (Ed.). (1995). *Bone, Breath, and Gesture: Practices of Embodiment.* North Atlantic Books.

Hartley, L. (1995). *Wisdom of the Body Moving: An Introduction to Body-Mind Centering.* North Atlantic Books.

» Wissen ist der Anfang. Weisheit ist, es anzuwenden. «

Dieses Quellenverzeichnis erhebt keinen Anspruch auf Vollständigkeit. Es repräsentiert die wesentlichen wissenschaftlichen und therapeutischen Grundlagen, auf denen SpinalMind aufbaut. Für vertiefendes Studium einzelner Bereiche empfehle ich die jeweiligen Primärquellen.

Die Hypnosomatic-Methode und ihre neurobiologischen Grundlagen werden ausführlich im Werk
»Hypnosomatic – Ganzheitliche Transformation«
von Valeri Schick
(ISBN: 978-3-00-084151-4) dargestellt.

»Die Sprache deines Körpers verstehen – Körpersignale deuten, Muster auflösen, Gesundheit fördern«
von Valeri Schick
(ISBN: 978-3-00-084667-0)

Made in the USA
Monee, IL
12 November 2026

1ff82e39-9d67-4850-8b78-c97d9329ff9fR01